ÉTUDE

SUR

L'HUILE DE FOIE DE MORUE

ÉTUDE

SUR

L'HUILE DE FOIE DE MORUE

NATURELLE

OU

Du meilleur procédé d'extraction de cette substance destinée aux usages de la médecine,

PAR M. P.-T. HOGG

PHARMACIEN CHIMISTE DE L'ÉCOLE DE PHARMACIE DE PARIS.

MÉMOIRE

Adressé, le 14 février 1855, à l'Académie impériale de Médecine et pour l'examen duquel M. Guibourt, professeur à l'École impériale de pharmacie, a été nommé Rapporteur.

L'huile de foie de morue blanche est plus riche en principes médicamenteux que l'huile brune, et celle-ci que l'huile noire.

M. SOUBEIRAN, *professeur à la Faculté de médecine de Paris.*

1° L'huile de foie de morue naturelle est presque incolore ;

2° la saveur en est douce et sans la moindre âcreté ;

3° l'odeur est celle du poisson dont elle provient ;

4° les huiles de foie de morue du commerce n'ont donc la couleur brune, l'odeur désagréable et la saveur âcre que parce qu'elles ont été mal préparées ou parce qu'elles proviennent de foies plus ou moins putréfiés.

DESCHAMPS (d'Avallon), *pharmacien de la Maison impériale de Charenton.*

—————o-o-o-o-o-⊙-o-o-o-o-o-————

PARIS

LIBRAIRIE DE VICTOR MASSON

PLACE DE L'ÉCOLE-DE-MÉDECINE.

1856.

PRÉFACE DE L'AUTEUR.

A la fin de l'année 1853, l'Académie impériale de médecine de Paris, voyant l'extension pratique que prenait l'Huile de foie de morue, crut de son devoir d'instituer un Concours, avec Prix de mille francs, sur cette question :

« Quelle est la valeur de l'huile de foie de morue
« comme agent thérapeutique? »

Pensant que la question posée en ces termes était tout à fait médicale et qu'on n'y faisait appel qu'aux médecins, nous jugeâmes prudent de ne pas nous mettre sur les rangs.

Nous avons eu lieu depuis de regretter notre réserve, lorsque nous avons connu les travaux des concurrents, et que nous avons vu que les plus heureux n'ont pas pu se dispenser d'examiner l'huile de foie de morue sous le rapport pharmaceutique avant de l'étudier sous le rapport médical. Nous aurions donc pu y prendre part sans trop empiéter sur le domaine scientifique du médecin, que nous respectons par-dessus tout.

Cette occasion perdue, il ne nous restait plus que la voie des communications ordinaires que l'Académie offre en tout temps à ceux qui ont une idée ou un fait à lui soumettre.

C'est le parti que nous avons pris en lui adressant, sous forme de Mémoire, la substance abrégée du livre que nous publions aujourd'hui.

Selon nous, l'étude médicale de l'huile de foie de morue supposera toujours la connaissance des divers procédés mis en usage pour son extraction, et cela pour deux raisons :

La première, parce que le médecin demande avant tout que cette substance soit *naturelle*, et qu'il lui faut savoir entre les diverses espèces de cette précieuse substance, la noire, la brune et la blanche, quelle est celle qui se trouve véritablement dans cette condition.

La seconde, parce que le médecin demande que l'espèce qu'il ordonne soit la plus douée de principes médicamenteux, et qu'il lui importe de savoir celle des trois espèces qui en est la plus riche.

Or, ces deux questions : Quelle est l'huile de foie de morue *naturelle* et quelle est celle qui renferme le plus de principes médicamenteux, sont bien du domaine de la science pharmaceutique, et leur solution se trouve dans l'étude de cette autre question : *Quel est le meilleur procédé d'extraction de l'huile de foie de morue, destinée aux usages de la médecine ?*

En fait d'huile de foie de morue, tout part de l'extraction ; c'est ce qui explique le titre que nous avons donné à cet ouvrage.

Le lecteur verra que nous y démontrons sans difficulté : 1° que l'huile de foie de morue n'est vraiment naturelle qu'autant que les foies du poisson choisi sont frais encore, et 2° qu'autant qu'on les traite convenablement à une température inférieure à 40 degrés centigrades, qui suffit pour en faire sortir presque spontanément une huile incolore.

Ce procédé, qui est le seul qui produise l'huile de foie de

morue dans son état naturel, est mis en comparaison avec les procédés qui ne prennent les foies qu'à l'état de fermentation putride et les traitent par la coction et l'expression forcée, qui en font sortir une huile brune très-abondante, mais laquelle ne mérite plus le nom d'huile de foie de morue naturelle.

Ainsi la couleur limpide et le reflet vert-doré, la saveur presque nulle et l'odeur du poisson frais constituent les caractères physiques distinctifs de l'huile de foie de morue médicinale.

Nous démontrons ensuite, sur le témoignage des analystes spéciaux les plus autorisés, que cette huile, dite *blanche, pâle, paille, vert-dorée,* suivant qu'elle est mieux préparée pour les usages de la médecine, est aussi la plus riche en principes médicamenteux, soit qu'on la considère pour l'iode et le brome qu'elle contient, soit qu'on l'estime pour les corps gras ou respiratoires qu'elle porte dans l'organisme malade.

Cette huile médicinale, que le commerce et la pharmacie ont déjà distinguée des autres espèces blanches par l'épithète de *vert-dorée,* la science médicale nous a fait l'honneur de la désigner dans les ouvrages sous le nom d'*Huile de foie de morue de Hogg* (1). Il ne nous appartient pas d'apprécier cet honneur, nous nous attachons seulement à le mériter.

Enfin, si parfois le sujet nous a fait sortir des limites de la pharmacopée pour hasarder quelques considérations médicales, nous en avons demandé pardon aux médecins, quoique l'union intime des deux sciences et les relations d'état du

---

(1) Voir *passim* l'ouvrage de M. le docteur Jongh, de La Haye, qui a été traduit en anglais, en allemand, en français, etc. ; il est intitulé : *L'huile de foie de morue envisagée sous tous les rapports comme moyen thérapeutique.* 1 volume in-8°, Paris, Victor Masson.

médecin et du pharmacien eussent pu nous servir d'excuse suffisante.

Si le public fait à notre Étude le même accueil que l'Académie a fait à notre Mémoire qui en était le résumé, notre ambition sera satisfaite; car nous n'avons jamais prétendu à autre chose qu'à fournir un objet d'examen comparatif, entre les divers procédés d'extraction de l'industrie et celui qui se pratique à Saint-Jean-de-Terre-Neuve pour la production de notre huile de foie de morue.

On trouvera dans notre livre les motifs qui nous portent à croire que nous obtiendrons ce résultat.

DU MEILLEUR PROCÉDÉ D'EXTRACTION

DE

L'HUILE DE FOIE DE MORUE

PREMIÈRE SECTION.

GÉNÉRALITÉS HISTORIQUES SUR L'HUILE DE FOIE DE MORUE ET SON EXTRACTION.

§ I.

Les besoins de la médecine ont présidé aux perfectionnements d'extraction de l'huile de foie de morue.

L'importance que l'huile de foie morue nous paraît avoir prise depuis dix ans dans la matière médicale, à cause de ses heureuses applications à la thérapeutique d'un grand nombre de maladies, rend l'étude relative à la fabrication de cette précieuse substance digne de tous les soins de la part du pharmacologiste, et justifie l'intérêt que l'Académie impériale de médecine elle-même veut bien porter sur ce point.

1

La connaissance que nous avons de presque tous les procédés suivis dans l'art d'extraire les diverses huiles de foie de morue du commerce, ne nous servira à en déprécier aucun ; nous ne les passerons pas sous silence, mais nous exposerons comparativement celui au moyen duquel est extraite, dans notre fabrique de Saint-Jean-de-Terre-Neuve, l'huile de foie de morue blanche que nous avons introduite à force de sacrifices dans la pharmacie française. Elle est déjà connue aujourd'hui dans le commerce sous le nom d'HUILE DE HOGG, ou bien encore d'*Huile de foie de morue vert-dorée ou médicinale*, et le praticien français nous fait l'honneur de la distinguer tous les jours entre toutes autres huiles de couleur.

En général, nous croyons que la pensée qui doit diriger l'homme de l'art dans la production ou la préparation d'une substance médicamenteuse, est celle avant tout de l'obtenir dans l'état le plus naturel qu'il soit possible, à moins que la médecine n'en ait jugé autrement ; mais en fait d'huile de foie de morue la thérapeutique et la pharmacologie sont d'accord pour vouloir qu'on emploie tous les moyens afin de l'obtenir dans l'état de pureté naturelle le plus parfait.

Si l'on prend la peine de jeter un coup d'œil sur l'histoire toute récente de cette substance, si bien distinguée aujourd'hui de tous les produits congénères ou analogues qu'on employait naguère encore sans préférence, lorsqu'on ne choisissait pas le plus mauvais, on verra que c'est la médecine, mieux éclairée par l'expérience et le raisonnement, qui a fait un devoir à la pharmacologie de perfectionner ses moyens d'extraction, jusqu'à ce qu'elle eût atteint celui qui donne le produit dans ses conditions primitives les plus incontestables.

Quel motif en effet aurait eu l'industrie de bien préparer l'huile de foie de morue naturelle et vraie, lorsque toute matière de cette espèce était confondue, par le médecin lui-même, sous le nom générique d'*huile de poisson?* Ce ne pouvait donc être qu'après les résultats comparés de la thérapeutique, résultats favorables à l'huile de foie de morue véritable, que nous devons apercevoir les premières intentions d'en perfectionner le procédé d'extraction; cela ne remonte pas plus haut, et en Angleterre, que la fin du xviiie siècle.

§ II.

Coup d'œil historique sur l'huile de foie de morue en médecine.

On a dit que l'huile de foie de morue fut connue des médecins de l'antiquité. Nous savons que Dioscorides en fait mention et que Pline, le naturaliste, parle des propriétés que lui attribuait la médecine dans l'anasarque et les hydropisies ; mais ce serait en vain qu'on chercherait si haut la date des véritables applications thérapeutiques de cette substance. Cette date est toute moderne, et après les usages vulgaires ou empiriques qu'en faisaient les habitants des côtes de Norwége et de

Finlande, nous croyons que l'histoire certaine ne peut pas remonter plus haut que l'époque dont nous allons partir.

Bardsley nous apprend dans son livre, intitulé *Medical reports*, que jusqu'en 1766, date du premier emploi de l'huile de foie de morue dans l'infirmerie de Manchester, cette substance n'avait servi jusque-là que comme remède populaire. Mais lorsque cinq ans plus tard, en 1771, le célèbre médecin Percival la recommanda pour ses effets remarquables dans le traitement du rhumatisme chronique (*Percivals Medical essays*, p. 354), on peut soupçonner que la distinction des espèces est déjà faite, et que c'est bien l'huile de foie de morue, et non pas une huile de poisson quelconque, qu'il veut désigner.

Quant à l'état de pureté, et autres qualités physiques avantageuses pour la facile ingestion et la bonne digestion de la substance, il ne faudrait pas se montrer trop exigeant à cet égard; la médecine elle-même ne pouvait pas, dès ses débuts thérapeutiques, demander les conditions que les progrès de l'expérience rendent aujourd'hui obligatoires pour l'huile de foie de morue que nous appelons *médicinale,* désignant ainsi celle qui est le produit des derniers perfectionnements que nous avons apportés à l'extraction de ce produit.

De l'époque de Percival à l'année 1840, il ne fut point fait de notables progrès; mais, à cette date, Bennet, le savant praticien des maladies de la poitrine, publia ses études thérapeutiques sur les propriétés spécifiques de l'huile de foie de morue, sous ce titre : *Treatise on the oleum jecoris aselli.* De la publication de cet ouvrage remarquable résultèrent de nombreuses tentatives pour améliorer la fabrication de cette substance. C'est vers cette époque que M. Donavan de Dublin, entre autres, ne dédaigna pas d'appliquer ses connaissances chimiques à sa préparation, en s'attachant surtout à la dépouiller des qualités physiques, de couleur noire et de goût infect, qui la rendaient inapplicable chez le plus grand nombre des sujets qu'on eût voulu soumettre à son usage.

C'est de cette huile, ainsi épurée, qu'en 1845 un médecin français, M. le docteur Sales-Girons, revenant d'une mission médicale en Angleterre, rapporta le premier flacon à Paris. Il l'avait reçue, dit-il dans sa relation (1), de M. Walsh, professeur de clinique à l'hôpital des phthisiques de Londres (Hospital for consumption, faubourg de Chelsea), où l'usage en était adopté depuis quelque temps avec succès.

A partir de ce jour, la médecine française, considérant l'huile de foie de morue comme un médicament d'un emploi possible dans la pratique civile (2), en adopta promptement l'usage, et le multiplia assez pour stimuler l'intérêt de l'industrie productrice, qui fit dé-

______

(1) *Traitement de la phthisie par les vapeurs de Goudron et le Medicinal Naphtha.* Volume in-8, 1845. Chez Labé, libraire, à Paris.

(2) L'huile de foie de morue était déjà employée à l'hôpital St-Louis contre la scrofule, le rachitisme et certaines dartres rongeantes; mais cette huile n'était guère différente, si elle l'était, de celle qu'on trouve dans les barriques d'huile de poisson servant à la préparation des cuirs.

sormais de son mieux pour remplir les intentions de la thérapeutique. Le médecin demandait que l'huile de foie de morue, sans cesser d'être naturelle, devînt plus convenable encore sous le rapport de son aspect et autres qualités physiques.

La fabrication fit des efforts, disons-nous, pour satisfaire à ces conditions; mais s'il nous est permis de distinguer, ce fut plutôt la préparation, l'épuration, que l'extraction première, qui répondit aux vœux de la médecine; et l'épuration chimique ne respecte pas toujours la qualité naturelle du médicament, qui cependant était la principale condition dans la pensée du praticien.

Notre impartialité d'historien nous fait un devoir de noter qu'avant 1844, M. le docteur Pereyra, de Bordeaux, avait donné l'idée à un pharmacien son compatriote, M. Fauré, de lui épurer de l'huile de foie de morue brune, pour une série d'expériences que ce savant médecin de l'hôpital Saint-André avait entreprises sur un certain nombre de phthisiques de son service. Ce fait et les succès qui en résultèrent doivent avoir leur part marquée dans le Midi sur les progrès de la fabrication qui nous occupe.

Nous ne devons pas non plus passer sous silence les essais faits par notre confrère, M. Béral, pharmacien de Paris, pour rendre potable, qu'on nous passe l'expression, l'huile de foie de morue, que les grands médecins de la Cour avaient ordonnée aux premiers enfants du duc d'Orléans, dès l'année 1843.

Ainsi, pour résumer les faits que nous venons de constater historiquement, nous pouvons dire que ce sont les besoins de la thérapeutique, éclairée par les succès, et demandant tous les jours davantage de l'huile de foie de morue plus naturelle à la fois et plus convenable pour l'usage des malades, qui a présidé et hâté les progrès de fabrication ou d'extraction perfectionnée de cette substance médicamenteuse. Nous allons les noter succinctement.

§ III.

Progrès successifs des perfectionnements de la fabrication des huiles de foie de morue.

Ces progrès, ce nous semble, peuvent être marqués ainsi qu'il suit, selon leur ordre chronologique :

1° A l'origine, c'est-à-dire lorsque l'usage de l'huile de foie de morue n'était que populaire, jusqu'à Bardsley, on n'employa que les huiles de poisson sans distinction, celles mêmes qui servaient aux applications diverses de l'industrie.

2° Après les publications de Percival, nous sommes portés à croire que la médecine obtint de l'huile de foie de morue ; mais il est plus que probable que certains fragments intestinaux et autres parties inutiles du poisson étaient mises à profit pour produire cette substance, qu'on n'ordonnait guère que dans les hôpitaux et chez les malades des classes inférieures.

3° De Percival à l'année 1840 environ, l'huile de foie

de morue peut être supputée, au moins celle qui se débitait dans les pharmacies d'Angleterre, être le produit exclusif des foies du poisson ; mais l'extraction du produit s'opérant sans autre soin que celui qui fournit la plus grande quantité de substance, c'est-à-dire par la coction des organes plus ou moins avancés en fermentation et par l'expression, on ne pouvait obtenir qu'une huile brune, épaisse, d'odeur forte et de saveur âcre, qui résistait au travail de la digestion, et par suite à l'assimilation organique de l'économie.

4° Après 1844, c'est-à-dire après l'introduction à Paris de l'huile de foie de morue blonde de M. Donavan, par M. le docteur Sales-Girons, les progrès dans l'art de l'extraction furent sensibles. La précieuse substance, une fois adoptée par la médecine française, ne pouvait pas manquer d'exciter le zèle de l'industrie. C'était une nouvelle branche que l'on créait au commerce, et les commencements, quelque beaux qu'ils fussent, ne disaient pas jusqu'où pouvait aller cette exploitation. Qui aurait pu prévoir que l'huile de foie de morue deviendrait en quelque sorte un remède applicable à toutes les maladies chroniques ?

Le procédé ordinaire d'extraction que nous avons signalé ne changea pas dans les fabriques établies ; ce fut toujours la coction et l'expression des foies fermentés ; mais l'opération fut divisée en trois temps qui donnèrent chacun une sorte de produit différent. Voici l'opération en quelques lignes.

Dès les premiers effets de l'ébullition des foies, une première huile sort des organes, on la sépare, c'est l'huile blonde. On continue le feu, et au bout de quelques heures, les organes ont rendu une nouvelle quantité de liquide, c'est l'huile brune. Enfin, on pousse la température pour épuiser totalement les cellules du parenchyme, et, prenant la masse des matières, on presse le tout jusqu'à la dernière goutte, c'est l'huile noire, dont on fera le sacrifice, il est vrai, pour les besoins de l'industrie ; mais les deux autres sortes constituent la première et la seconde qualité de l'huile qu'on vendra comme matière médicale. La première pourrait remplir ce but, n'était l'état de fermentation avancée dans lequel on a laissé se détériorer les foies de morue, et la petite altération de l'état naturel qu'a dû produire l'ébullition. Ces organes ne doivent jamais atteindre à l'ébullition, si on veut produire de l'huile vraiment naturelle , comme nous le verrons plus loin.

La production de l'huile *blanche* du commerce demande une mention spéciale de notre part. Il y a dans le procédé d'extraction qui la produit une idée qui est un progrès sur le procédé primitif.

L'huile de foie de morue dite *pâle* en Angleterre et *blanche* en France, est le résultat spontané du premier travail de désagrégation que subissent les foies sous l'action des hautes températures de la côte, dans l'intervalle de la pêche à l'extraction. Cette sorte d'huile n'a pas vu le feu, il est vrai ; mais cet intervalle, qui peut être de plusieurs jours, a l'inconvénient de fournir à la pharmacie une substance qui manquera de la première des conditions requises : les foies ne sont pas choisis, et ils sont loin d'être frais, puisque l'huile qu'ils rendent provient d'un premier degré de décomposition.

D'autre part, ces huiles blanches peuvent provenir du phoque. On les reconnaît en ce qu'elles sont toujours un peu louches, douceâtres, moins liquides, et moins odorantes encore que les meilleures huiles de foie de morue ; en tout cas, le médecin, en les adoptant pour ces qualités physiques, est au moins trompé sur la nature de la chose vendue ; car il croit ordonner autre chose que de l'huile de phoque.

Nous sommes dispensé sans doute de parler de ces huiles *blanches* du commerce que l'on devrait appeler plutôt huiles *blanchies*, puisque c'est par des procédés ou des réactions chimiques qui en détruisent la composition naturelle, qu'on les ramène à cette couleur. Nous en traiterons à l'article des épurations ; disons ici que les huiles noires dont on les retire seraient préférables sans contredit à ces huiles blanches pour les usages médicinaux ; mais la spéculation a calculé et elle a vu que la couleur faisant le titre extérieur de la substance, il était très-lucratif de faire avec une huile de vil prix une huile de première qualité. Seulement cette première qualité est de l'huile de foie de morue , moins deux ou trois de ses éléments médicamenteux.

Il manquait un dernier degré à cette série de perfectionnements opératoires : il manquait en effet l'huile de foie de morue limpide, couleur vert doré, douce de goût et d'odeur, en un mot, naturelle ou médicinale. C'est celle dont nous venons exposer ici, dans ses détails, le procédé d'extraction, qui est propre à notre fabrique établie sur la côte de Terre-Neuve,

Cela dit pour faire connaître les modifications progressives qu'a dû subir l'extraction de l'huile de foie de morue, et le but qu'il fallait atteindre comme degré suprême pour remplir l'objet de la médecine, nous pouvons entrer en matière et décrire le procédé d'extraction que nous employons et que nous venons exposer avec confiance devant l'Académie de médecine.

Qu'il nous soit permis auparavant de noter quelques-unes des conditions générales et spéciales qu'il faut préalablement obtenir pour entreprendre cette fabrication.

DEUXIÉME SECTION.

DIVERS PROCÉDÉS D'EXTRACTION DE L'HUILE DE FOIE DE
MORUE POUR LES USAGES DE LA MÉDECINE.

---

§ I.

Conditions et connaissances préalables.

L'huile de foie de morue, qu'on nous pardonne cet
argument vulgaire, suppose pour le fabricant la posses-
sion du poisson de ce nom. Or, sous le nom général de
Morue se trouvent comprises dans la science un certain
nombre d'espèces qui ne donnent pas, comme de
raison, un produit d'égale qualité. Il nous importe, en
conséquence, pour procéder régulièrement à l'étude
que nous avons entreprise, de noter celles de ses
espèces qui se distinguent par une huile de qualité
supérieure. Nous allons nous acquitter très-sommaire-
ment de ce soin.

Pour abréger, faisant deux groupes bien distincts du

genre *Gadus,* nous dirons, pour le premier, que les *Gadus virens, Lota minutus, seu asellus mollis minor, œglefinus, seu mollis major, Lota major, Brosma,* et quelques autres sont regardés, par expérience, comme fournissant une huile de qualité fort secondaire, quel que soit d'ailleurs le bon procédé qu'on mette en usage pour l'extraction.

Il nous semble inutile d'avertir que c'est exclusivement du point de vue de la pharmacologie et de la médecine que nous jugeons la qualité des huiles, et que nous les classons selon qu'elles sont plus ou moins propres aux usages de la thérapeutique. Toute notre étude porte le cachet de cette intention fondamentale.

On regarde au contraire comme donnant un produit de qualité supérieure :

1° Les GADUS *morrhua, seu asellus major,* appelé *Porsk* ou *Thorsk* en Norwége, et *Codfish* en Angleterre. Ce poisson, long de trois pieds et demi au plus , se trouve en grande quantité sur les côtes de France, de Flandre et d'Irlande ; mais nulle part en aussi grande abondance qu'aux atterrages de Terre-Neuve, où le commerce anglais occupe tous les ans près de dix mille hommes à sa pêche.

2° Le GADUS *collarias, seu asellus striatus ;* le *Dorsh* des Norwégiens , qui n'acquiert guère plus d'un pied et demi de longueur, mais dont la chair est bonne et recherchée.

3° Le GADUS *molva, seu asellus longus,* le *Ling* des Anglais, qui atteint jusqu'à la longueur de cinq pieds et dont la chair salée est particulièrement estimée.

4° Le GADUS *merlangus, seu asellus albus,* appelé *Mer-*

lan en France, et *Whiting*, en Angleterre, se trouve en grande quantité sur nos côtes ; on sait que sa chair tendre et légère est recommandée comme une nourriture convenable aux convalescents.

5° Enfin, le GADUS *mustella*, dont la médecine antique avait déjà distingué l'huile pour en faire l'application dans un certain nombre de maladies de la peau. (*Voir* Dioscorides.) Cette substance médicamenteuse est restée dans la grande pharmacopée, sous le nom de *Liquor mustellæ fluviatilis hepaticus*.

On aura remarqué par cet aperçu très-abrégé des espèces choisies dans le genre *Gadus*, que ce sont surtout celles dont la chair est estimée, soit à l'état frais, soit à l'état salé, qui sont celles aussi qu'on a reconnues les meilleures pour la production de l'huile de foie de morue. Il paraît rationnel, en effet, que ce soit le poisson qui se distingue par sa chair comme aliment, qui donne la meilleure huile comme médicament. Ce raisonnement paraîtra plus fondé encore lorsqu'on saura que, selon l'opinion généralement reçue des médecins aujourd'hui, l'huile de foie de morue est à la fois un médicament et un aliment du premier ordre.

§ II.

De l'huile de foie de raie et de l'épreuve différentielle des huiles, par la goutte d'acide sulfurique.

Je ne parlerai ici que pour mémoire de la raie et de plusieurs espèces de poisson autre que l'*asellus*, dont l'huile est quelquefois, mais rarement employée comme succédanée de l'huile de foie de morue. Nous n'en voulons faire mention que pour dévoiler les mélanges que l'on en fait sur nos rivages voisins avec celle-ci, pour tromper le médecin et le malade.

L'huile de foie de raie, *raja batis*, se fabrique en grand sur les côtes de la Normandie, et est désignée dans le commerce par le nom d'*Huile de Rouen*, lorsqu'on la vend pure. Mais la grande quantité qu'on en extrait et le peu qu'on en écoule dans la pharmacie, prête à soupçonner qu'elle est utilisée en grande partie dans les mélanges que nous avons dits. Toutefois, l'œil exercé de l'expérimentateur peut parvenir à la décéler par l'épreuve de l'acide sulfurique, qui sert de *criterium*, bien défectueux sans doute, mais le seul encore que possède la science pour distinguer les huiles.

Je sais qu'on prétend que l'huile de foie de raie donne, à la réaction de l'acide sulfurique, la même couleur pourprée caractérisque que l'huile de foie de morue; mais le bon observateur des plus petites différences n'est pas de cet avis : un certain mouvement de vibration excentrique et la coloration ne sont pas tout à fait les mêmes dans l'huile de foie de morue véritable et dans l'huile de foie de raie. Cette différence doit donc se manifester dans les mélanges des deux; mais il faut savoir la saisir.

Qu'il nous soit permis à cet égard de faire des vœux ardents pour que la chimie trouve un moyen d'épreuve, sinon plus fidèle, au moins plus précis et plus différentiel que celui que fournit au pharmacien la réaction colorée de la goutte d'acide sulfurique sur les huiles qui nous occupent. Cette recherche est l'objet de nos soins, et nous ne désespérons pas de trouver quelque chose qui offre à la science des garanties mieux établies.

La confusion et l'incertitude, dans lesquelles nous laisse ce moyen de vérification, permettent impunément tous les mélanges possibles des huiles de poisson avec l'huile de foie de morue ; c'est même ce qui faisait dire à Bennet, dans l'ouvrage que nous avons déjà cité, qu'*il devait être très-difficile en France de se procurer de l'huile de foie de morue, véritable et pure.*

Il est vrai qu'à l'époque où cet illustre médecin écrivait ces paroles, cette substance, fournie aux hôpitaux de Paris, où elle était presque exclusivement employée par le Bureau central, était encore épaisse, trouble, noire, et laissait beaucoup à désirer sous le rapport de ses conditions sensibles. Nous savons qu'aujourd'hui les choses ont bien changé dans ces établissements :

ainsi, il est certain qu'on y emploie de l'huile de foie de morue véritable ; mais la qualité adoptée aujourd'hui est encore bien inférieure, pour la couleur et les conditions médicamenteuses, à celle qu'on pourrait se procurer si on voulait y mettre le prix. Car c'est de l'huile brune ou blonde qu'on y utilise, lorsqu'il est prouvé que c'est l'huile de foie de morue blanche et dorée qui constitue la qualité supérieure pour les usages médicinaux. Mais c'est là un dernier progrès à realiser, et l'administration est trop jalouse du bien pour ne pas faire tous les sacrifices nécessaires.

§ III.

Questions sur la meilleure espèce du poisson, la meilleure nuance de l'huile et le meilleur mode d'extraction.

Nous ne croyons ni opportun ni nécessaire d'entrer ici dans l'examen des opinions diverses et même contradictoires qui ont été soulevées dans la science sur les points de savoir :

1° Quelle est, dans le nombre des espèces du *Gadus*, celle qu'il faut estimer préférable à toutes les autres pour la production de l'huile de foie de morue, sous le rapport à la fois de la qualité et de la quantité ?

2° Quelle est celle des trois principales nuances ou

couleurs de cette huile qui doit être regardée comme la meilleure dans les usages de la médecine ?

3° Enfin, quel est celui des divers modes d'extraction ou de fabrication suivis jusqu'à ce jour qu'il faut adopter définitivement, lorsque le produit aura pour destination exclusive de servir de médicament et d'être pris à l'intérieur par les malades et notamment par les enfants?

Qu'il nous soit permis de dire que, concernant la première question, nous avons adopté l'opinion le plus généralement admise, laquelle opinion repose sur l'idée, plus que probable, que l'espèce de morue dont la chair est la plus fine et la plus estimée comme nourriture, doit être celle dont l'huile qui en provient est la plus convenable pour la médication interne. Cette opinion, nous l'avons dit, devient tous les jours plus fondée, à mesure que l'expérience fait voir que ce n'est pas absolument par ses principes iodés et autres que cette substance agit avec efficacité sur l'économie, mais par ses principes et en même temps par des propriétés alimentaires spéciales.

Sur la deuxième question, relative à la préférence qu'on doit donner à l'huile de foie de morue, selon la couleur blonde, brune ou noire (*flavum, fuscum, nigrum*), notre manière de voir est celle qui gagne de jour en jour dans l'esprit des praticiens ; elle sera avant peu professée par les médecins de province comme elle l'est déjà par ceux de Paris. Nous pensons, dis-je, que plus cette substance se rapproche, par sa couleur et sa limpidité, de l'huile blanche du commerce, et plus elle est propre à remplir les vues de la pratique

2.

et les besoins des malades. Mais le type de l'huile de foie de morue, celle qu'on peut, avec toute garantie, appeler *médicinale,* est celle qui se distingue par son reflet *vert doré*, celle enfin dont nous adressons des échantillons à l'Académie.

Quant à la troisième question, concernant le meilleur procédé de fabrication ou d'extraction, elle se trouve résolue par ce que nous venons de dire. Nous pensons que le procédé sera d'autant mieux choisi qu'il produira une huile plus rapprochée, par la couleur et par toutes ses autres qualités physiques et physiologiques, de celle que nous venons de désigner comme le type des huiles, l'huile de foie de morue médicinale. Poursuivons notre tâche ; mais d'abord signalons les principaux procédés industriels suivis jusqu'à ce jour sur divers parages, pour mieux faire ressortir par la comparaison la supériorité du nôtre.

§ IV.

Revue des procédés industriels mis en usage pour l'extraction de l'huile de foie de morue.

L'objet principal de notre communication à l'Académie impériale de médecine est de lui faire connaître le procédé opératoire au moyen duquel on obtient, ou, pour parler plus exactement, au moyen duquel nous ob-

tenons l'huile de foie de morue blanche ou vert-dorée,
que nous avons l'honneur de mettre sous son patronage ;
car la fabrique établie par nos soins sur la côte de
Terre-Neuve est la seule, jusqu'à ce jour, qui produise
cette substance en cet état de perfection.

Mais comme c'est surtout par la comparaison que
l'on juge bien de la supériorité d'une opération, nous
prendrons la liberté de signaler le plus brièvement
possible les procédés par lesquels sont produites les
diverses sortes d'huile de foie de morue que débitent
le commerce et la pharmacie, tant en France qu'à l'é-
tranger.

On connaît la description des anciens modes de procéder ; M. Eberling, dans son étude spéciale, *Dissertatio
de oleo jecoris aselli,* nous en a laissé le récit ; le voici
succinctement résumé :

1° Procédé primitif.

On jette, ou plutôt on entasse dans des tonneaux, per-
cés par le fond inférieur d'un grand nombre de petits
trous, les foies et autres débris que l'on a séparés du
poisson. En cet état, l'érémacausie commence, si elle
n'a déjà commencé, et le sang avec les autres humeurs
s'écoulent mêlés à l'huile de la masse des chairs ; bientôt après la fermentation double le volume des foies, et
les liquides coulent en plus grande abondance ; enfin,
la fermentation putride se développe, on comprime les
matières, et l'huile est recueillie pour ne recevoir que

quelques soins d'épuration grossière qui ne suffisent
pas, comme on le pense bien, pour enlever au produit
les qualités repoussantes de sa couleur, de son odeur,
de son goût, etc.

On peut objecter que ce procédé primitif et grossier
n'a plus en vue aujourd'hui de fabriquer une substance
pour l'usage de la médecine ; nous l'accordons et nous
en félicitons la pharmacie. Mais voici, d'après M. Reder,
le procédé qu'on pratique de nos jours et qui les résume
tous, en même temps qu'il rend raison des trois degrés
ou sortes d'huiles de foie de morue, distingués dans le
commerce selon les trois nuances que nous avons
désignées, blonde, brune et noire.

2° Procédé en usage sur les côtes d'Angleterre.

1° A la rentrée de la pêche sur la côte, on s'occupe
de séparer les foies de l'intérieur du poisson et on les
jette sans choix dans de grandes barriques, droites sur
leur fonds et exposées au soleil ; en cet état le sang et
les sérosités se précipitent à la partie inférieure, tandis
que l'huile vient à la surface des matières. On pratique
une ouverture au fond du tonneau et tous ces liquides
s'écoulent, les plus pesants les premiers, et l'huile, en sa
qualité de liquide plus léger, ne vient qu'après ; on la
recueille dans des vases qu'on aura soin de bien séparer : c'est l'huile *blonde*, presque *blanche*, si la masse
des chairs n'est pas encore entrée en fermentation. Aucun choix ne préside à cette opération, toute morue,

quels qu'en soient l'espèce et l'âge, est bonne, et tout foie, quel que soit son état, est bon;

2° Après cette première partie de l'opération commence la deuxième : c'est la continuation de la première sans interruption. La fermentation et la putréfaction s'emparent de la masse des chairs et lui font rendre avec l'huile toutes les humeurs qui peuvent s'en séparer spontanément. On en sépare, comme d'abord, l'huile qui est l'objet principal de la fabrication, et ce sera l'huile *brune* du commerce, encore trop employée dans la médecine des campagnes;

3° Enfin, les matières ne donnant plus de liquides, on verse les résidus parenchymateux des foies dans des chaudières métalliques ; on chauffe jusqu'à l'ébullition, et lorsqu'on suppose que la masse est assez convenablement cuite à cet effet, on la soumet à la pression : ce dernier produit n'est autre que l'huile de foie de morue *noire,* qui n'est employée que dans les arts industriels.

Cette fabrication, qui s'opère en grand sur les côtes d'Angleterre, exploite particulièrement les *Gadus merlangus et molva,* qu'on trouve en plus grand nombre dans ces parages.

3° Procédé ordinaire à Terre-Neuve.

Sur les côtes de Terre-Neuve, les procédés d'extraction ne diffèrent pas beaucoup du précédent. D'abord toutes les espèces de *Gadus* sont utilisées. Les foies pris séparément sont entassés dans des tonneaux pourvus au fond d'ouvertures par lesquelles doivent s'écouler, à mesure de leur production, et dans des cuves disposées au-dessous, tous les liquides contenus. On recueille à la partie supérieure de ces cuves l'huile qui s'y élève en raison de son poids spécifique, on la met dans des barils et on l'expédie en Europe ; voilà la qualité que la pharmacie réserve précieusement pour les usages médicinaux, parce qu'elle coûte plus cher que toutes les autres qualités et parce qu'elle est la plus blanche, c'est-à-dire la plus incolore, en comparaison des trois sortes plus ou moins foncées que nous venons de voir produire par la fabrication sur les côtes d'Angleterre.

L'opération après ce premier produit est continuée, et au besoin poussée par le feu et la compression ; mais les huiles colorées qui en proviennent seront employées pour d'autres usages que ceux de la médecine. Cependant, il faut dire qu'en général, la fabrication de l'huile de foie de morue ayant ordinairement lieu à Terre-Neuve aux temps des chaleurs, la température du soleil suffit pour toute l'extraction. Aussi est-ce sur les huiles du deuxième temps de l'opération que s'exercent les procédés d'épuration et de blanchiment, pour faire un produit de qualité supérieure avec ceux des qualités inférieures ; mais nous aurons l'occasion de voir qu'on ne peut rien produire de convenable par ces manipulations, et que la couleur paille tirant sur le vert doré, qui est la couleur naturelle de l'huile, doit être cherchée dans l'extraction par les moyens naturels, ainsi qu'il sera démontré bientôt, lorsque nous exposerons notre procédé de fabrication ; mais terminons notre revue rapide, des diverses manières de produire l'huile de foie de morue.

4° Procédé suivi à Bergen.

En Norwége, M. le Dr Faye, de Christiania, qui s'est rendu à Bergen pour y étudier la fabrication de la matière médicale qui nous occupe, nous apprend que le fond général de l'opération est le même, et qu'elle ne diffère des précédentes qu'en ce que les trois sortes d'huile, selon la couleur, sont produites, la première, *l'huile blonde,* par l'écoulement spontané, la seconde, *l'huile brune,* par l'expression, et la troisième enfin, *l'huile noire,* par la cuisson des résidus.

Les pêcheurs de Shetland, en vue d'obtenir une huile plus blanche, ce qui est le point de mire de la fabrication qui ne veut pas sacrifier la quantité à la qualité, ont imaginé de laisser macérer les foies de morue dans l'eau de mer. Après donc que les foies ont subi ainsi le degré d'altération voulu pour cette fin, on les soumet à la cuisson et leur masse exprimée donne une huile blanchâtre, dont l'odeur est fade, le goût douceâtre, etc. ; il est facile de comprendre ce qui doit manquer à ce liquide pour avoir les conditions du médicament. Des lavages à grande eau sont encore donnés aux huiles colorées, pour les rapprocher plus ou moins de la couleur type de l'huile vert-dorée limpide. Mais on

n'y parvient pas, et nous aurons àilleurs à nous occuper
de ces procédés de décoloration pour en faire apprécier
la valeur au point de vue de la pharmacologie et de la
médecine.

§ V.

Résumé et conclusions du paragraphe précédent : tous les perfectionnements de fabrication ont pour but l'huile claire et blanche.

De tous les procédés d'extraction que nous avons
brièvement rappelés jusqu'ici, il résulte que le but que
l'on cherche à atteindre, c'est la production de *l'huile
blanche*. Mais pour produire cette qualité, il faut bien le
dire, on s'expose à perdre beaucoup de la quantité. C'est
en vue de concilier ces deux points, qualité et quantité,
que nous avons eu à signaler ces divers modes d'extraction.

Tant que l'huile de foie de morue a été choisie de
couleur foncée par le médecin, tout allait pour le mieux ;
la plus grande quantité se trouvait être la meilleure
qualité ; mais un jour, l'expérience éclairant la médecine,
le praticien a vu que plus l'huile de foie de morue était
claire, limpide, incolore, plus elle était naturelle et
plus, par conséquent, elle était efficace en médecine.
Depuis ce jour l'industrie productive de cette substance

s'est trouvée dans l'alternative de faire de la qualité au préjudice de la quantité, et *vice versa*. Alors le fabricant a pensé naturellement à faire intervenir l'art et les réactions chimiques, pour faire de l'huile blanche avec de l'huile noire; mais la thérapeutique ne devait pas s'en trouver bien, et aujourd'hui nous savons que les médecins se plaignent d'être trompés sur la nature de la chose vendue. Nous sommes de leur avis, parce que nous connaissons la manière dont on les trompe, et que nous venons leur enlever à l'avenir tout soupçon, en les mettant à même de se procurer en toute assurance l'huile de foie de morue qui remplit exactement les conditions requises et leur intention.

En résumé et pour en finir ici avec ces divers procédés d'extraction, nous dirons qu'il est facile de prévoir ce que l'huile peut perdre par la fermentation, la putréfaction, la coction et enfin par l'épuration; ce sont là quatre termes dont il est nécessaire de délivrer la fabrication de l'huile de foie de morue. Les malades auxquels on la destine demandent que le médicament soit naturel avant tout; pour cela il faut qu'il n'ait subi aucune des quatre actions ci-dessus. La science s'enquiert peu de savoir si les intérêts du producteur sont satisfaits, elle veut que la substance médicinale soit convenable, le reste lui importe peu. Le prix compense tout, parce que le bon médicament n'a pas de prix.

Nous avons vu que la fabrication de l'huile de foie de morue ne diffère, selon les pays et les côtes, que par la mise en œuvre de deux procédés opposés que nous résumons ici:

Dans le premier, on se contente d'attendre le produit de l'action spontanée des altérations que subissent les foies. On n'emploie pas la chaleur artificielle des fourneaux il est vrai, mais on emploie beaucoup de temps pour obtenir l'huile, et la durée du temps expose aux fermentations, lesquelles resserrent les chairs qui produisent la substance, objet de l'opération. C'est là un grand inconvénient qu'on ne peut guère éviter.

Dans le second procédé, on gagne du temps, on évite, par conséquent, la fermentation et la putréfaction ; mais comme l'expédition de l'opération doit être rachetée par la cuisson des foies, les conditions d'une huile de foie de morue naturelle ne sont pas mieux garanties dans ce procédé que dans l'autre. La coction et l'expression, en effet, ne valent pas mieux que la fermentation et la putréfaction, pour produire une substance qu'il faudrait obtenir dans son état naturel, dans son état vivant, s'il était possible ; car c'est comme produit animalisé que l'huile de foie de morue est le médicament par excellence. Il ne faudrait, donc pas laisser détruire ce qui constitue les éléments organiques de la substance.

C'était entre les extrêmes de ces procédés contraires qu'il fallait chercher le meilleur procédé d'extraction de l'huile de foie de morue. C'est ce que nous avons fait en vue de servir la médecine, que l'on trompait ou qu'on ne considérait que secondairement. Nous venons en conséquence soumettre à l'Académie impériale de médecine de Paris les détails opératoires du procédé au moyen duquel s'obtient cette huile de foie de morue couleur *vert-dorée*, qui fait la spécialité de notre officine, et qu'on peut regarder comme la substance type de ce précieux médicament. C'est le dernier degrédes perfectionnements, pour l'obtenir dans cet état de pureté naturelle, qu'on peut atteindre en l'imitant, mais qu'on ne pourra jamais dépasser.

TROISIÈME SECTION.

PROCÉDÉ D'EXTRACTION
DE L'HUILE DE FOIE DE MORUE MÉDICINALE TYPE, DITE
DE HOGG, A SAINT-JEAN-DE-TERRE-NEUVE (1).

———

§ I.

Notre procédé.

Tout ce que nous avons dit jusqu'ici n'a eu pour but
que de mettre l'Académie de médecine à même de juger

(1) C'est M. le docteur de JONGH, de La Haye, l'auteur le plus complet et le plus compétent en cette matière, qui nous a fait l'honneur
d'appeler *Huile de Hogg,* cette huile de foie de morue, que nous dési-
gnons nous-mêmes sous différents titres, selon qu'on la considère par
l'une ou l'autre de ses qualités physiques. Ainsi nous l'appelons *vert-
dorée,* lorsqu'il s'agit de la distinguer par la couleur de toutes les autres espèces ; nous l'appelons huile *type,* lorsque nous la comparons
aux sortes qui selon nous sont produites par des procédés défectueux ;
nous l'appelons enfin *médicinale,* lorsque nous voulons indiquer que,
seule parmi toutes celles du commerce, notre huile de foie de morue
est extraite avec les soins exigés pour faire un produit médicamenteux.

le procédé qui va suivre en comparaison de ceux qui précèdent. Nous n'avons rien exagéré dans les défauts opératoires de ceux-ci, nous n'exagérerons rien dans les soins spéciaux qui distinguent celui-là. Il faut que la vérité soit prise des faits, comme il faut que le juge-ment académique sorte du parallèle. Un témoignage favorable qui n'aurait pas cette base pourrait nous faire un instant illusion ; nous demandons quelque chose de plus durable et de plus juste. Exposons donc notre procédé.

Qu'on s'imagine d'abord par la pensée, comme principal appareil, une bassine de la capacité de 25 gallons et dont la surface, devant être en contact immédiat avec les foies de morue, est émaillée dans toute son étendue. Qu'on se figure ensuite une bassine de plus grande capacité, laquelle enveloppe la première de manière à former avec elle comme un appareil à double paroi, ou une bassine à double fond ; puis enfin à un pied au-dessous, une petite chaudière disposée sur un fourneau et destinée à fournir à volonté une quantité de vapeur d'eau, libre et continue, suffisante, selon le besoin, pour remplir l'espace compris entre les deux feuilles ou parois des bassines dont nous venons de parler ; on aura ainsi l'ensemble de l'appareil qui fonctionne pour produire l'huile de foie de morue, dévolue aux besoins de la thérapeutique.

D'après la simple description du principal appareil de notre fabrique, le procédé d'extraction est compris, et l'on peut déjà prévoir que l'huile qui en résultera conservera des qualités et des propriétés que celles, produites par les procédés ci-devant exposés, ne pourraient point conserver. Continuons :

Les foies les plus sains des morues adultes, le plus récemment pêchées, et que nous pouvons appeler *frais,* parce qu'ils le sont en effet, sont détachés du poisson avec soin, taillés en morceaux, piqués ensuite en tous sens avec une aiguille, et enfin déposés dans la bassine vernie, jusqu'à la quantité voulue pour une opération.

Cela fait, la vapeur d'eau partie de la bouilloire s'engage et circule sans pression entre les deux parois de la bassine, en sort et se renouvelle sans cesse pour élever doucement la température de la masse des foies soumise à l'opération, au degré fixé par l'expérience, pour leur faire rendre spontanément, et le plus convenablement possible, l'huile qu'ils contiennent, à une chaleur bien éloignée de celle qui produirait la coction des chairs. Pour donner une idée de cette température, il nous suffira de dire que l'huile qui en provient ne marque jamais au delà de 36 degrés centigrades.

Il devient presque superflu de décrire la suite de l'opération ; ajoutons seulement que, sous l'influence continue de cette chaleur produite par la vapeur, les foies en fragments laissent suinter doucement leur huile, laquelle se rend, par un tube un peu plus élevé que le fond, sur des filtres en flanelle, ayant pour effet de retenir les fragments de tissu cellulaire et l'albumine qui pourraient être entraînés dans le courant liquide.

Les filtres eux-mêmes sont disposés sur des entonnoirs à double paroi comme les bassines, pour contenir la vapeur nécessaire au maintient de la température convenable à cette partie de l'opération. Par ces entonnoirs l'huile est conduite dans de petites barriques très-propres, presque toujours neuves, qui servent à son expédition à nos maisons de Londres et de Paris.

Si après le voyage notre huile de foie de morue est soumise à un nouveau filtrage, toujours à travers des flanelles, c'est tout le travail d'épuration qu'elle subit chez nous. Et nous n'aurions garde de lui en faire subir d'autres, surtout de ceux qui éprouveraient la substance par des réactions capables de compromettre un seul de ces éléments naturels.

Ce mode d'extraction aussi simple que rationnel, l'Académie voudra bien le remarquer, ne se distingue des procédés ci-devant décrits, pour les mettre en parallèle, que par l'heureux emploi de la vapeur qui préside et concourt à la production la plus convenable de l'huile. Que s'agissait-il d'éviter dans les procédés que nous avons vus ? 1° Dans l'un, la longueur du temps qui exposait les chairs et leurs humeurs à la putréfaction, et par suite aux combinaisons mutuelles qu'elle pouvait engendrer entre les divers éléments du foie ; 2° dans l'autre, l'effet du feu, c'est-à-dire de la coction et de l'expression des matières qui par le fait dénaturait la qualité et la pureté primitive de la substance animale qu'on voulait extraire.

Ces deux inconvénients sont surmontés dans notre procédé de fabrication : nous gagnons du temps et nous n'encourons pas le dommage de la cuisson ; en un mot, nous retirons l'huile à l'état naturel et par une manipulation qui approche, autant que possible, de la nature. En d'autres termes, nous pouvons dire que par notre mode de fabrication : 1° On ne risque pas la fermentation et ses conséquences prochaines, qui altèrent probablement les propriétés médicinales de la substance ; 2° on évite la coction qui les détériore davantage ; 3° enfin, on n'a pas besoin de recourir plus tard aux moyens d'épuration, l'épuration ne pouvant être regardée, quand on connaît les moyens chimiques qu'elle peut employer, que comme la destruction du produit. L'épuration sur les médicaments pris de substances animales est le fléau de la médecine ; car on ne sait plus ce qui reste d'une matière médicinale de cette espèce, quand elle a été ce qu'on appelle dépurée. Nous jetterons, avant de terminer notre mémoire, un coup d'œil sur les effets de cette opération destructrice de toute combinaison normale et naturelle.

Comparaison faite, sans entrer dans d'autres détails, nous croyons pouvoir constater que tout ce qu'il y avait de défectueux ou de vicieux dans les procédés de fabrique, mis en usage jusqu'à nous, se trouve modifié et corrigé dans le procédé que nous venons recommander à l'appréciation savante de l'Académie de médecine. Quant aux soins accessoires, si nous voulions les mentionner ici, on verrait qu'ils peuvent concourir aussi à la supériorité de la substance produite.

Ces précautions, pour ne signaler que les principales, se rapportent d'abord à l'espèce de morue mise en œuvre. Ainsi c'est le *Gadus morrhua* que nous faisons choisir de préférence à tout autre, et nous n'en prenons que les sujets adultes, et de ceux-ci, que les foies les plus gras, les plus mûrs, comme on dit en terme de l'art, et les plus sains. En un mot, comme notre but unique est de réaliser, dans l'huile de foie de morue, les conditions voulues pour en faire une substance médicinale, nous ne négligeons rien de ce qui peut nous faire obtenir les perfections de ce résultat.

Il est encore bien entendu que, voulant éviter à tout prix le travail de fermentation qui se développe après un certain temps d'opération, l'huile qui est recueillie pour la consommation officinale n'est que celle qui s'est écoulée avant qu'il se soit manifesté, dans les matières employées, le moindre phénomène de cet ordre d'altération.

Voulant enfin obtenir un produit pur, naturel et aussi clair de couleur, aussi convenable de saveur et d'odeur qu'il soit possible, on prévoit les soins qu'il faut avoir, durant l'opération, de conduire la température de manière à n'avoir jamais à craindre les effets de la coction qui sont contraires à ces résultats.

Il faut que le médecin sache une fois pour toutes, que toute huile de foie de morue qui a une couleur plus ou moins foncée, l'*huile blonde* elle-même, et à plus forte raison l'*huile brune*, est le produit d'une extraction qui a utilisé soit la fermentation, soit la coction des chairs, si elle n'a utilisé concurremment la coction et la fermentation.

§ II.

Les progrès de la thérapeutique et de la pharmacie sont réciproques.

Il est prouve aujourd'hui, et les plus intéressés ne le contestent pas, que l'huile sort presque incolore, inodore et insipide des foies frais qui la produisent ; le tout est de savoir l'en extraire en cet état. Mais l'industrie perdant en quantité par ce mode d'extraction y sacrifie la qualité ; dès lors on cherche à maintenir dans l'esprit des médecins de la campagne l'opinion, reconnue fausse aujourd'hui par les grands praticiens de Paris, que l'huile de foie de morue colorée est encore la meilleure pour les applications médicales. Nous espérons que la vérité se propagera du centre aux extrémités de la circonférence, et que l'huile blanche, surtout celle à reflet vert-doré, démontrera, non-seulement par la facilité de son ingestion, de sa digestion et de son assimilation dans l'organisme, mais encore par ses effets curatifs, qu'elle est au-dessus de toute comparaison avec ses congénères plus ou moins foncées en couleur.

La médecine a commencé par employer l'huile de poisson sans distinction, puis elle a changé bientôt de manière de voir, pour employer l'huile noire qu'on extrayait grossièrement des foies de morues eux-mêmes. A mesure que l'extraction a fait des progrès, la médecine a adopté l'huile brune ; elle en était arrivée de nos jours à l'application de l'huile blonde. Elle ne s'arrêtera pas là ; il faut qu'elle accomplisse la série du progrès.

Nous venons lui offrir le produit de l'extraction la plus parfaite que l'art puisse atteindre : la médecine française adoptera l'huile *vert-dorée* de notre officine. Les praticiens les plus distingués l'ont déjà adoptée dans leur pratique ; leurs honorables confrères de la province ne peuvent pas manquer de suivre un exemple parti de si haut. Bientôt l'huile de foie de morue, que nous avons acquis le droit de recommander à la science, sera employée à l'exclusion de toute autre. L'autorité de l'Académie, au jugement de laquelle nous la soumettons avec confiance, nous en répond.

La France, qui est toujours la première lorsqu'il s'agit de faire prévaloir une vérité ou une bonne chose, qu'il nous soit permis de le dire, n'a pas eu l'honneur de l'initiative en fait d'huile de foie de morue blanche ; l'Angleterre l'a devancée de plusieurs années. La médecine anglaise n'emploie généralement que cette sorte d'huile ; mais la traduction des ouvrages anglais en langue française, et déjà la traduction des articles des journaux ne peuvent manquer d'édifier la thérapeutique de ce pays et lui faire bientôt un devoir, sinon de l'imitation au moins de l'expérimentation. Il n'en faudra pas davantage.

Nous ne disons pas que la pharmacie sera obligée de venir se pourvoir à nous, quoique nous soyons en mesure de fournir à ses besoins par les produits de notre fabrique ; nous n'avons pas tant de présomption ; mais il est certain que, soit de l'huile de notre provenance, soit de l'huile d'une provenance étrangère, il faut que sous peu de temps la pharmacie française adopte, pour les usages de la médecine, l'huile de foie de morue limpide et incolore et qu'elle abandonne les huiles de couleur, qui ne répondent pas plus au goût des malades qu'aux intentions curatives des médecins.

L'huile blanche coûte plus que l'huile foncée ; nous savons que cette différence de prix arrêtera un peu le cours du progrès en faveur de celle-ci ; mais le prix, nous l'avons dit, en matière médicale n'est qu'une question très-accessoire ; cela ne peut retarder l'adoption d'une substance incomparablement supérieure en propriétés que de peu de temps. L'avenir prochain démontrera la justesse de notre prévision. L'huile de foie de morue *médicinale* sera adoptée par le médecin.

§ III.

Hommage de nos travaux à l'Académie de Médecine de Paris.

Nous avons comparativement décrit le procédé d'extraction de l'huile de foie de morue, que nous suivons dans notre fabrique de Saint-Jean-Terre-Neuve, pour le soumettre au jugement de la Compagnie savante la mieux établie pour en juger, notre tâche est terminée là. Puisse l'Académie impériale de médecine justifier la conviction profonde où nous sommes, que le meilleur mode de fabrication en ce genre est celui qui produit cette substance médicamenteuse dans l'état de pureté naturelle le plus complet, en réalisant pour elle les qualités sensibles qui en rendront l'usage le plus facile possible pour le malade !

Puisse encore l'Académie de médecine ne pas estimer perdues pour la science les grandes dépenses que nous avons faites pour établir sur la côte la mieux appropriée, une fabrique qui produit ce double résultat depuis bientôt sept ans, en fournissant (1) aux premières pharmacies de France et d'Angleterre une huile de foie de morue, dont la réputation consiste à être désignée par le nom seul de notre maison. *L'huile de foie de morue de Hogg* signifie déjà en Europe, l'huile blanche et limpide, à l'odeur et à la saveur douces, à l'ingestion et à la digestion faciles. En un mot, notre huile sert de type dans le commerce et dans les officines.

Les hôpitaux de notre brave armée d'Orient l'ont mise à l'épreuve sur leurs malades et leurs convalescents, et

---

(1) Il est utile de faire savoir aux médecins et aux pharmaciens que jamais nous n'expédions les commandes en barriques, mais toujours en flacons. Ces flacons mêmes sont de forme triangulaire et portent les marques de notre maison. Toute huile de foie de morue sans ces caractères, lors même qu'on l'appellerait *Huile de Hogg*, comme le pratique déjà malheureusement la contrefaçon, doit être refusée comme fausse, et peut être signalée à l'autorité.

HUILES DE FOIE DE MORUE DU COMMERCE

COMPARÉES SELON LA COULEUR A CELLE DE HOGG,

dite huile de foie de Morue médicinale, ou type.

Noire

Brune

Blonde

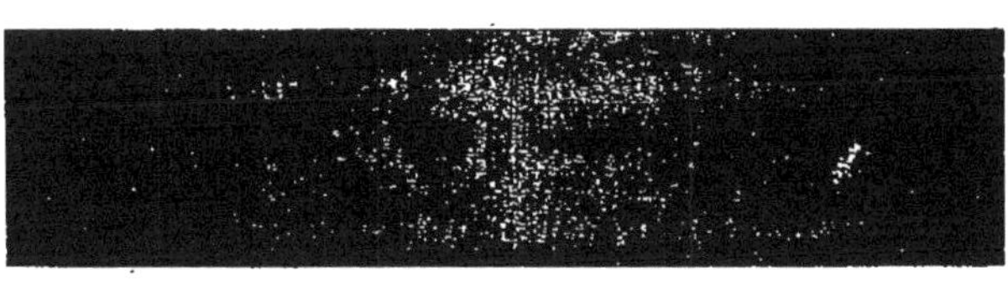

Blanche

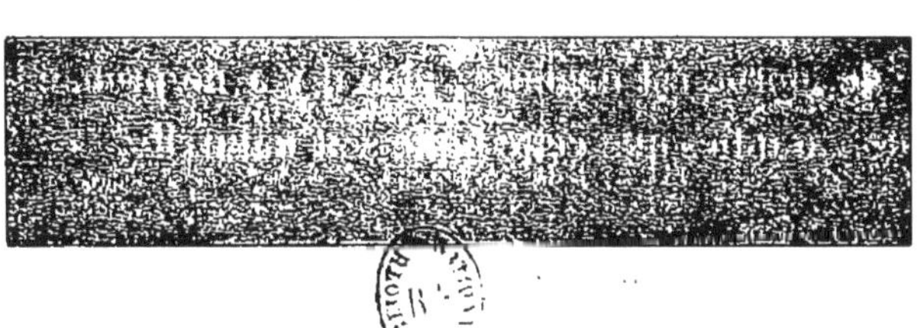

Vert-doré
de Hogg

lui ont laissé à l'étranger une renommée au-dessus de toute concurrence. Ce n'est pas là la moindre récompense de nos persévérants efforts. L'Académie ne peut pas être indifférente à un pareil témoignage.

§ IV.

La couleur claire et le prix élevé indiquent au praticien l'huile de foie de morue la plus naturelle et la plus médicinale.

Le développement rapide que vient de prendre, en ces dernières années, la consommation médicale de l'huile de foie de morue blanche, et la valeur que les espèces incolores ont acquise dans le commerce, ont une explication positive, qui n'est pas sans importance au point de vue où nous nous sommes posés à cet égard.

Cela signifie, en effet, que les médecins sont revenus beaucoup de l'opinion que les huiles de foie de morue foncées en couleur sont les plus efficaces en thérapeutique ; mais cette opinion, qui se manifeste encore loin des centres scientifiques des grandes villes, c'est-à-dire dans les campagnes, disparaîtra complétement le jour où le praticien aura la certitude que plus une huile de foie de morue est incolore, plus il y a de probabilités et de garanties que cette huile soit naturelle.

On comprend qu'alors les médecins, qui n'avaient donné leur préférence aux huiles brunes que parce qu'ils les croyaient moins travaillées par les procédés chimiques de l'épuration, en un mot, parce qu'ils les croyaient plus naturelles, seront satisfaits de pouvoir suppléer avec l'avantage qu'ils cherchaient, à un médicament répugnant, par une substance que le malade puisse prendre sans dégoût pour les sens, ni fatigue pour l'estomac.

Notre conviction enfin est fondée sur ce principe que lorsqu'on aura convaincu le médecin de cette vérité, savoir : que l'huile de foie de morue blanche est plus naturelle que les huiles foncées en couleur, celles-ci disparaîtront de la pharmacie pour aller défrayer les usages de l'industrie ; car le médecin ne cherche qu'une chose dans l'huile de foie de morue, c'est qu'elle soit naturelle avant tout : il est convaincu que cette qualité fondamentale est la garantie de toutes les propriétés thérapeutiques qu'on a attribuées au médicament ; les faits d'expériences prouvent chaque jour davantage que le médecin est dans le vrai en pensant ainsi.

Toutefois, il ne faut pas oublier qu'en faisant de l'état incolore le signalement visible de l'état naturel, nous exposons le praticien à prendre les huiles noires artificiellement décolorées pour des huiles de première qualité. Qu'est-ce qui distinguera, en effet, demande-t-on, l'huile de foie de morue claire de son origine ou de son extraction, de l'huile de foie de morue brune de son origine, mais blanchie par les réactifs chimiques et autres procédés de l'extraction ? La réponse à cette

question est difficile, nous sommes forcés d'en con-
venir.

Cependant il importerait au plus haut degré de pouvoir distinguer une substance que les réactions ont dé-
naturée dans un ou plusieurs de ses éléments consti-
tuants, de celle qui est vraiment telle que la produit la
nature dans sa combinaison intégrale et primitive. Il
faut reconnaître qu'il manque un critérium pour faire
cette distinction; car la goutte d'acide sulfurique dont
on se sert à cet effet n'indique pas de différence entre
l'huile de foie de morue blanche primitivement, et celle
qu'on a blanchie artificiellement. Mais devant traiter
cette question d'une manière toute spéciale, nous pouvons passer outre, après avoir signalé la difficulté.

En attendant que la science trouve le moyen de reconnaître le vrai et le faux, le naturel et le factice dans
la matière qui nous occupe, le médecin sera réduit à
accepter les assurances verbales de la part du producteur et du vendeur, et alors nous ne voyons guère que
les prix comparatifs qui puissent lui offrir quelques garanties touchant la nature de la chose vendue, comme
on dit en termes de la loi.

C'est pourquoi nous pensons bien faire de poser en
regard les prix commerciaux des différentes sortes
d'huiles de foie de morue, selon les nuances qui s'y
rapportent. Il paraîtra rationnel que celle de ces huiles
qui exigera le plus de soins d'extraction, le plus grand
choix dans le poisson qui la produit, dont la fabrication
enfin sacrifiera, comme nous l'avons dit, la quantité à
la qualité, soit l'huile qu'on pourra estimer comme la

meilleure par cela qu'elle sera la plus chère; car pourquoi s'efforcerait-on de produire une substance qui reviendrait à un plus haut prix, si elle ne devait pas être meilleure que celles qui n'ont qu'une valeur commerciale inférieure?

Ainsi, après avoir dit que l'huile blanche offre plus de garanties de pureté naturelle à la médecine, nous pouvons ajouter que la plus chère est aussi celle qu'on doit considérer la meilleure comme médicament.

Cela posé, nous pouvons dresser ainsi le tableau des prix comparés des diverses huiles de foie de morue :

1° L'huile noire de commerce se vend, les 1,000 gram. 4 fr.
2° L'huile brune du commerce se vend, les 1,000 gram. 5 fr. 50
3° L'huile blonde du commerce, les 1,000 grammes. . . 6 fr.
4° L'huile blanche du commerce, les 1,000 grammes. 7 fr.
5° L'huile vert-dorée, dite dans le commerce Huile de
foie de morue de Hogg, le flacon triangulaire. . . . 8 fr.

La différence de ces prix est loin d'exprimer la différence des soins et des dépenses de fabrication. Ainsi, il ne serait pas difficile de prouver que proportionnellement l'huile de Hogg devrait être vendue plus que le double du prix des huiles brunes, parce que la production de celles-ci n'exige pas la moitié des frais de fabrication qui sont nécessités par l'extraction perfectionnée de l'huile vert-dorée qui est la nôtre.

Tout pharmacien qui a connaissance des divers modes de production des huiles de foie de morue, sait avec certitude qu'une quantité de foies étant donnée, on en retirera deux fois plus d'huile brune qu'on en retirerait d'huile de Hogg. Sans compter que les foies fermentés rendent beaucoup plus de produit que les foies frais.

Tout bien apprécié donc, l'huile brune donne plus de bénéfices réels aux fabricants que les huiles blanches et surtout que l'huile vert-dorée; et cela explique qu'il y ait tant de fabriques d'huiles brunes, et qu'il n'y en ait qu'une seule, la nôtre, de l'huile médicinale. Le commerce a eu la justice, nous devons en remercier M. le docteur de Jough, de la désigner par l'adjonction de notre nom. Le temps viendra, il est déjà venu, où l'huile de foie de morue, appelée HUILE DE HOGG, sera distinguée, sinon par les sacrifices que nous avons faits pour produire une substance vraiment digne de la médecine, au moins par les propriétés supérieures et l'efficacité comparative qu'elle aura, eu égard au malade et à la maladie.

§ V.

Considérations physiologiques et thérapeutiques sur les diverses huiles de foie de morue.

Par rapport au malade, le médecin s'aperçoit tous les jours davantage qu'il faut tenir compte de la répugnance qu'inspirent le goût et l'odeur des huiles inférieures, mais surtout de la difficulté de digestion qu'elles présentent aux estomacs faibles et déjà dégoûtés par eux-mêmes. Une substance dont la première impression provoque des nausées ne sera jamais d'une heureuse digestion, et l'assimilation que l'on cherche, dépendant en quelque sorte de la digestion, ne vaudra guère mieux. Le médecin ne se demande pas toujours pourquoi son malade, soumis des mois entiers à l'usage de l'huile de foie de morue, ne se relève pas dans ses forces organiques et vitales; il remonterait probablement ainsi à l'estomac et à la bouche du malade.

La découverte récente que l'on a faite de cette observation, savoir, que bon nombre de malades rendent par les selles l'huile de foie de morue indigérée ou en nature, a donné lieu à des réflexions, et il n'a pas fallu longuement réfléchir pour accuser de ce fait la mauvaise digestion et la répugnance nauséeuse qu'inspirent au goût et à l'odorat les huiles de couleur, qui proviennent de foies plus ou moins putréfiés.

Peut-on attendre de bons effets d'une substance qui se prête si désagréablement à l'ingestion nécessaire, et peut-on en espérer une assimilation organique convenable lorsque l'estomac la reçoit avec révolte?

Notre huile de foie de morue médicinale arrivera, dans la pratique, à être seule employée pour deux raisons infaillibles : d'abord parce que les malades refuseront les huiles inférieures qu'ils avalent avec peine, digèrent avec difficulté et n'assimilent pas du tout, ce qui est pourtant le but qu'on se propose; ensuite parce que le médecin se rendra compte, par l'expérience comparée,

que l'huile blanche, mais surtout l'huile vert-dorée,
vaut mieux, eu égard à l'effet curatif qu'on en at-
tend.

En un mot, notre huile médicinale sera, comme son
nom l'indique, l'huile adoptée par la médecine. Il n'en
saurait être autrement dans un pays où les peines que
l'on se donne pour produire les meilleurs médicaments
aboutissent toujours au succès, quand on a le courage
de la persévérance, qui ne nous fera pas défaut.

Telles sont les considérations que nos relations avec
les médecins, les plus instruits et les plus spéciaux en
matière de maladies sujettes à l'huile de foie de morue,
nous ont permis d'émettre respectueusement devant
l'Académie de médecine, concernant les propriétés physiques ou sensibles de cette substance. Ajoutons qu'il
est vraiment heureux que la nature ait indiqué physi-
quement l'huile qu'on peut regarder comme la bonne et
celle qu'on peut juger comme la mauvaise en médecine.
La couleur, l'odeur et le goût, il n'en faut pas davantage en effet pour décider de la qualité médicinale.

Les huiles de foie de morue d'odeur forte, de goût
âcre et de couleur plus ou moins foncée, sont jugées;
les médecins de campagne eux-mêmes ne tarderont pas
à savoir que ce sont là des signes d'infériorité et probablement d'inefficacité; ils sauront que les huiles blanches naturelles sont préférables, mais qu'au-dessus de
toutes, et de l'avis des médecins français et anglais les
plus éminents, l'huile de foie de morue *vert-dorée* ou de
Hogg, puisqu'on nous a fait l'honneur de la désigner
ainsi, est la plus belle et la meilleure, sous le rapport

physiologique aussi bien que sous le rapport thérapeutique.

En Angleterre, comme dans l'antiquité, quand on a trouvé la substance qui réunit en elle les meilleures qualités physiques, sensibles et thérapeutiques entre toutes celles de son espèce, on la qualifie simplement *médicinale*, ce mot résumant à lui seul toutes les perfections du médicament.

Si l'on faisait ainsi pour l'huile de foie de morue, celles de couleur plus ou moins rouge, d'odeur repoussante et de goût âcre et nauséeux seraient certainement dites *non-médicinales*, comme en Angleterre.

Et l'on aurait raison. Aujourd'hui la question thérapeutique des huiles de foie de morue est jugée en faveur de celles qui sont les plus limpides, les plus claires, les plus douces au goût et à l'odorat, et, parmi celles-ci, à l'huile que nous venons de désigner comme le type du genre.

L'huile de foie de morue *vert-dorée* est telle, sous les rapports physiques et sensibles, que quelques médecins ont imaginé, pour vaincre les préventions des malades auxquels ils l'ordonnaient, d'en faire mettre dans les sardines qui servent d'entremets et de la leur faire prendre ainsi à leur insu. Cette huile, en effet, ne serait pas distinguée de celle qui sert de condiment aux sardines en boîte.

Après ces considérations nécessaires touchant les propriétés sensibles, comme critérium ordinaire de la substance qui nous occupe, et pour en vérifier la justesse, nous serions heureux si l'Académie de médecine voulait bien instituer des expériences comparatives dans les hôpitaux de Paris. C'est ainsi que se juge, en définitive, la valeur des médicaments. Nous tiendrons à la dispositions des expérimentateurs toute quantité qu'il leur conviendrait de demander, tant de notre huile vert-dorée que des huiles colorées du commerce. Nous attendrons la volonté de l'Académie.

§ VI.

Critique des moyens d'administration facile des huiles de foie de morue, et des succédanées.

La médecine pratique et la pharmacie ont fait de nos jours des efforts d'imagination et toute sorte d'essais pour trouver le moyen de rendre facilement potables les huiles de morue. Il était aisé de comprendre les motifs de cette intention, lorsque les huiles étaient choisies, par le médecin lui-même, au nombre de celles qui provoquaient toutes les répugnances du malade par leur odeur infecte et leur saveur nauséabonde.

La recherche des moyens pour rendre l'huile de foie de morue potable date du temps où la préparation de cette substance était faite sans soin, sans frais, avec des organes de toute sorte, et à tous les degrés de la fermentation et même de la corruption des foies.

La recherche de ces moyens n'est permise aujour-
d'hui qu'à ceux qui ont un parti pris pour les huiles colorées; mais quand on veut la cause il faut vouloir les
effets. Les huiles de provenance inférieure ne peuvent
être qu'inférieures, et nous comprenons qu'on en masque
ou qu'on veuille en dissimuler pour le malade les qualités dégoûtantes. Si les huiles brunes sont bonnes, il faut
les respecter même dans leurs propriétés physiques et
sensibles ; c'est déjà une preuve de leur infériorité qu'on
veuille en modifier l'impression nauséeuse et répu-
gnante qui nuit à la bonne digestion.

Une huile de foie de morue extraite avec le soin re-
quis pour en respecter la nature et les qualités, on n'a
plus besoin de chercher les moyens faciles de la faire
prendre. Sa couleur vermeille est plutôt attrayante
qu'autre chose, son goût et son odeur, nous l'avons
assez dit, n'ont rien qui dégoûte ; et si l'habitude a pu
faire, ainsi que l'affirment les praticiens, qu'au bout d'un
peu d'usage un enfant avale l'huile noire, ne pouvons-
nous pas penser qu'avec un peu d'habitude il arrivera
à prendre notre huile vert-dorée avec plaisir?

Laissons donc tous les mélanges, recettes et précautions pour faire prendre l'huile de foie de morue. Que
le médecin ordonne désormais à ses malades l'huile
blanche de première qualité, l'huile *médicinale*, et il sera
dispensé du souci de son ingestion, et par suite, des
inquiétudes de sa digestion et de son assimilation.

L'idée d'en modifier les propriétés sensibles a conduit
de proche en proche, lorsqu'on en a vu l'impossibilité, à
l'idée des succédanés de l'huile de foie de morue. Que

l'Académie nous permette de lui faire remarquer que, de tous les succédanés imaginés et confectionnés en ce genre, aucun n'a été fait avec la couleur brune, et que tous ont la couleur limpide et claire. Cependant, si la couleur foncée eût été une bonne qualité, il est probable qu'on eût produit des succédanés de cette nuance. Il n'en est rien, et il est facile de conclure du fait que les huiles de couleur sont jugées inférieures.

Répétons à l'égard de ces productions de l'art, faites pour remplacer la substance naturelle, ce que nous avons dit à propos des qualités sensibles : s'il est vrai qu'ils ont été fabriqués pour épargner les dégoûts des huiles de foie de morue brunes, tous les succédanés sont inutiles et superflus quand il y a une huile parfaitement naturelle, qui n'a aucun des inconvénients signalés pour les sens et pour l'estomac. D'ailleurs, la justice a été rendue de haut à ces imitations chimiques, M. Gibert, de l'Académie impériale de Médecine, a prononcé ces paroles à la tribune de cette même Académie ; il parlait comme Secrétaire et comme Rapporteur dans une question qui concernait la substance qui nous occupe ; voici ses paroles :

« L'huile de foie de morue a des qualités spéciales « qui ne sauraient être suppléées par les prétendus « succédanés proposés dans ces derniers temps, tels « que l'huile végétale iodée, l'huile phosphorée, etc. »

Le même sort est donc réservé aux succédanés et aux huiles brunes, fétides et nauséabondes, qu'ils venaient remplacer. Notre huile médicinale, ainsi appelée parce qu'elle est la plus naturelle, en même temps qu'elle est

la plus facile à prendre, rend les succédanés aussi
inutiles que les huiles de couleur. Nous l'avons dit dans
une Étude publiée par le journal la *Revue médicale française et étrangère*, s'il n'y eût eu dans la pharmacie que
de l'huile vert-dorée, jamais on n'eût songé à faire des
succédanés de l'huile de foie de morue, si ce n'est pour
produire une espèce à meilleur marché; car on peut
bien produire un succédané moins cher; mais l'art ne
parviendra jamais à produire une substance qui, aux
propriétés thérapeutiques, joigne des qualités physiques de couleur, de goût et d'odeur, aussi parfaites que
notre huile de foie de morue médicinale.

QUATRIÈME SECTION.

DE L'ÉPURATION PAR RAPPORT AUX ÉLÉMENTS NATURELS
DE L'HUILE DE FOIE DE MORUE.

---

§ I.

Du blanchiment des huiles de foie de morue en général.

Il nous reste à jeter un coup d'œil rapide sur ce qu'on appelle l'*épuration* des huiles de foie de morue. Quoique l'on sache aujourd'hui que ces divers procédés épura-toires ont pour but de faire, en général, des huiles de première qualité avec des huiles des qualités les plus inférieures, de faire de la bonne huile avec des huiles mauvaises, de l'huile de foie de morue avec de l'huile de poisson quelconque, de l'huile *médicinale,* en un mot, avec les huiles de l'industrie ; quoique la justice soit faite à l'endroit de ces procédés, nous voulons en traiter sommairement, ne fût-ce que pour donner une idée de ces diverses opérations. Mais notre intention formelle est de faire voir, notamment pour l'opération de ce genre la plus importante, puisqu'elle transforme de l'huile noire en huile blanche du commerce très-belle à la vue, comment le mot *épurer* dans ce cas signifie *dénaturer*.

Que l'Académie nous autorise à joindre ce petit appendice à notre Mémoire. Il importe à notre devoir de pharmacien de démontrer qu'on ne fait pas impunément avec une substance destinée à la médecine ce qu'on peut faire pour les huiles destinées à la cuisine ou à l'éclairage.

On peut avancer, sans crainte d'être contredit, que ce sont les succès des huiles claires et limpides en médecine qui sont la cause de toutes ses manipulations frauduleuses d'aujourd'hui : on a voulu les imiter.

Les procédés d'épuration sont si variés et en si grand nombre, que nous devons renoncer à les faire connaître tous ; et en vérité il ne serait nullement utile de faire voir tout ce qu'on a imaginé pour tromper sur une substance destinée à l'homme et dans l'état d'infirmité ou de maladie.

On a d'abord agi sur le poisson lui-même : on l'a laissé macérer dans l'eau de mer, on l'a traité par des dissolutions chlorurées factices, en vue d'en décolorer plus ou moins l'huile ; on a agi directement sur les foies eux-mêmes pour ne pas sacrifier le poisson, et on est parvenu, on le pense, à produire une substance blanchie, mais inerte sur l'organisme, et tout à fait dépourvue des éléments que la thérapeutique réclame dans l'intégrité de ce produit.

On a fait pour les huiles noires, foncées et puantes, les mêmes opérations, et on est arrivé à désinfecter et à

clarifier le produit, mais que reste-t-il du médicament?
Jough, de La Haye, pense que l'iode y persiste malgré
toutes ces causes de trouble. Cette assertion avait certes
une grande importance quand l'opinion générale des
médecins était que les huiles de foie de morue n'avaient
de vertus thérapeutiques que par l'iode qu'elles contiennent naturellement; mais de nos jours cette opinion
n'exprime qu'une partie de la vérité. Il serait sans doute
imprudent de refuser à l'iode, contenu dans l'huile de
foie de morue, une part et même une bonne part des
propriétés actives de la substance médicamenteuse;
mais il n'est plus un praticien, familiarisé avec cette
huile, qui ne sache que c'est aussi comme analeptique
spécial qu'elle agit sur l'organisme. L'iode, selon les
expériences physiologiques, a la propriété de faire mai-
grir les sujets soumis à son usage; au contraire, l'huile
de foie de morue a la propriété d'engraisser; c'est là un
fait que le médecin ne manque jamais d'observer.

Il faut donc reconnaître dans cette substance la
réunion positive d'un médicament et d'un aliment;
c'est-à-dire, si on veut, la combinaison parfaite d'éléments pharmaceutiques dans un corps gras qui leur sert
de véhicule ou de moyen d'union intime; et ce corps
gras joue dans la médication un rôle que l'on avait
trop négligé dans l'origine, comme aussi par réaction,
nous craignons qu'on ne fasse ce rôle trop important.

Mais ce n'est pas ici le lieu d'examiner cette question
toute médicinale et qui sort ainsi de nos attributions.
Du reste, en relatant ces faits, nous ne faisons que repro.
duire des opinions que nous avons entendu exprimer

par des médecins qui avaient une connaissance complète de l'huile de foie de morue et de ses effets.

S'il en est ainsi de la composition naturelle de la substance que nous étudions, il est certain que toute espèce de lavage et de macération, en vue d'épurer l'huile noire et nauséabonde au goût et à l'odeur, doit en compromettre les éléments primitifs. Que la dose d'iode y reste intacte, d'après Jongh, il est évident qu'il n'en est pas de même des autres principes et surtout des éléments qui composent le corps gras et qu'il faut respecter autant que les autres.

Nous ne voulons citer qu'un de ces procédés d'épuration pour édifier la conscience du lecteur. MM. Kunheim et Davidson nous apprennent, chacun de son côté, que l'on peut prendre une partie d'huile de foie de morue et la mêler dans deux parties d'eau de mer; qu'après avoir agité ce mélange, on le mène jusqu'à l'ébullition au moyen de la vapeur; puis on ajoute le dixième du poids de l'huile d'alun, pour lui faire perdre l'odeur infecte, puis enfin, on effectue la séparation de l'eau.

Une variante de ce procédé consiste, d'après un autre auteur, à agiter cent litres d'huile avec une décoction d'écorce de chêne; on ajoute ensuite 2 kilog. de chlorure de calcium dans un gallon d'eau; puis on jette dans ce mélange 100 grammes d'acide sulfurique délayé dans 500 grammes d'eau, et l'on fait bouillir le tout. La quantité du chlorure de chaux est augmentée en proportion de la mauvaise odeur que possède l'huile à épurer. Nous laissons à penser ce qui doit rester d'une substance qui a subi de pareilles opérations.

§ II.

Du blanchiment par voie de saponification de l'huile.

M. Davidson a publié dans le *Journal des sciences d'Édimbourg,* un Mémoire dont le titre seul indique le genre d'épuration qu'il propose : *Observations on the properties of some fish-oils and on the utility of lime in distroying their putrid odeur.* C'est en agitant, dit-il, l'huile de foie de morue avec une dissolution de sulfate de cuivre et de chlorure de sodium, et en traitant la masse par le charbon animal, par une légère dissolution de potasse ou par l'eau de chaux, que l'on parvient à enlever l'odeur désagréable de ce médicament.

On voit qu'il s'agit ici principalement de l'odorat. Quant à la couleur, il ne faut pas croire que les manipulations, ci-dessus désignées, suffisent pour faire passer une huile du *noir* au *blanc;* c'est tout au plus si on ramène ainsi la substance à la nuance *blonde ;* mais c'est déjà beaucoup de gagné. Toutefois, l'épuration ne s'arrêtera pas là, et la chimie fera tout ce qu'il est possible, et plus qu'il n'est permis, pour obtenir le comble du succès, qui est de faire une huile claire et blanche avec l'huile épaisse et noire. Voici le procédé ; il sera facile d'en juger les conséquences.

Ce procédé transforme d'abord l'huile de foie de morue en un savon, et c'est de cet état qu'il est ramené à l'état primitif; mais décrivons en détail.

On prend de l'huile noire que l'on chauffe; on verse dedans une dissolution de carbonate de soude, de la lessive des savonniers; l'huile passe aussitôt à la saponification complète. On continue de chauffer et on verse dans ce savon une quantité convenable d'acide nitrique ou sulfurique; la masse savonneuse se désagrége et il se fait une division de parties. L'eau avec l'alcali sous la forme d'un liquide blanchâtre et trouble gagne le fond du vase, une partie de l'huile dégagée de l'action alcaline se porte à la surface sous la forme d'une écume.

On décante le liquide inférieur et on mêle la masse écumeuse, toujours sur le feu, avec de la poudre de charbon animal; après que le mélange de cette poudre est supposé bien fait on verse sur un papier à filtrer, et l'huile qui traverse ou s'écoule aura la couleur claire et blanche des belles huiles de foie de morue.

L'épuration ne peut pas obtenir de plus complet résultat, cela est vrai; mais que reste-t-il de l'huile de foie de morue primitive? Outre que l'on peut assurer que la glycérine en aura disparu dans la saponification, on est tout à fait en droit de présumer que le corps gras aura été atteint dans sa composition élémentaire, et que ce qui demeure après l'opération n'est plus, malgré les apparences trompeuses, qu'une substance qui ne mérite plus le nom d'huile de foie de morue.

Maintenant quelle ressource reste-t-il au médecin et

même au pharmacien pour déceler la fraude? Aucune ;
l'épreuve par la goutte d'acide sulfurique ne décèle
rien. Entre l'huile blanche la plus légitime et l'huile
blanchie par la saponification, l'acide sulfurique ne dé-
note pas la moindre différence, c'est toujours la réaction pourprée ni plus ni moins avec l'une qu'avec l'autre. C'est là surtout ce qui nous a fait dire qu'il est de
première nécessité aujourd'hui de chercher un autre
criterium que celui-là.

Nous aurions cependant quelque intérêt à cette
épreuve, puisque c'est nous qui le premier l'avons,
dès la fin de l'année 1849, signalée à l'attention d'Orfila
et de M. Lesueur, chef des travaux chimiques de la
Faculté de médecine de Paris. Ce dernier peut en témoi-
gner ; mais comme nous l'avions nous-même apprise
en Angleterre, et qu'elle n'a pas d'autre valeur que celle
de distinguer les huiles végétales des huiles de poisson,
nous en ferons facilement le sacrifice à notre confrère
M. Gobley, auquel on attribue généralement la connaissance de cette réaction.

Du reste, M. Gobley n'a pas besoin de ce titre pour
avoir les droits les plus honorables à la science, et nous
aimons à croire qu'il y tient peu.

Qu'est-ce en effet qu'une épreuve qui ne distingue ni
une huile de poisson quelconque d'avec les huiles de
foie de morue proprement dites, ni une huile de foie de
morue qui a passé par l'état de savon d'avec celle qui
est réellement dans son état natif?

Il faut, en attendant qu'on trouve mieux, s'en rap-
porter à la bonne foi du pharmacien ; heureux si la

bonne foi a pour garantie des titres de l'autorité admi-
nistrative (**1**), comme ceux que nous possédons.

Mais aujourd'hui le meilleur titre est encore celui qui
nous vient de la pratique médicale. Ainsi que nous
l'avons écrit dans une circulaire aux médecins français (**2**) :

« La thérapeutique est arrivée de nos jours à un tel
« degré de précision que si, au bout d'un certain temps
« d'usage de l'huile de foie de morue, le malade ne va
« pas mieux, le médecin peut dire que l'huile qu'il
« emploie ne remplit pas les conditions de l'état na-
« turel. »

De là, pour nous, l'obligation de dire quelques mots
sur la question capitale de la matière qui nous occupe,
à savoir : Qu'est-ce que l'huile de foie de morue naturelle, ou plutôt, que faut-il entendre par le mot *naturelle*
en parlant d'huile de foie de morue ? C'est l'objet du
paragraphe qui suit.

(**1**) *Voir* le certificat de notre correspondant à Terre-Neuve, aux
Pièces justificatives insérées à la fin de cet ouvrage.

(**2**) *Voir* cette circulaire insérée à la fin de cet ouvrage.

§ III.

Ce qu'il faut entendre par huile de foie de morue naturelle.

Nous venons de signaler quelques-uns des nombreux procédés que la spéculation industrielle a mis en œuvre pour épurer les huiles de foie de morue de mauvaise qualité. Une observation qu'aura faite sans doute l'Académie de médecine, c'est que, malgré l'opinion de certains savants qui préfèrent les huiles colorées et odo - rantes en médecine, tous ces procédés n'ont qu'un but, savoir : décolorer et désinfecter la substance. Or, si cette couleur foncée, si cette odeur repoussante et cette saveur âcre étaient les caractères d'une bonne huile, il faudrait les respecter soigneusement.

On aura donc beau faire, et M. Berthé, notre confrère, aura beau déprécier l'huile anglaise, l'huile blanche ; s'il pouvait, avec des foies transportés du Nord à Paris, fabriquer un produit blanc, son huile type ne serait pro- bablement pas de couleur brune. Nous devons rendre au moins à M. Berthé le témoignage de sa franchise ; ne fabricant à Paris que de l'huile brune, et n'en pou- vant pas fabriquer d'autres, il a pris le parti de soutenir que les huiles brunes sont les meilleures et même les

seules bonnes en médecine. Nous préférons la franchise
de celui qui vante ce qu'il a, et tel qu'il l'a, à la spéculation de celui qui le dénature pour lui donner les apparences d'une qualité supérieure.

Mais M. Berthé reste en demeure de nous expliquer
alors pourquoi, si l'huile de couleur et d'odeur est préférable aux autres, on ne prend pas des huiles de foie
de morue blanches et douces pour les rendre brunes et
odorantes ? C'est cela qui serait facile et non pas le contraire. Existe-t-il une seule fabrique où l'on opère cette
transformation de l'incolore au coloré ? a-t-on jamais
sacrifié une huile claire pour en faire une huile foncée?
a-t-on jamais pris une substance qui revient à 10 fr. le
kilo., pour en faire une substance qui se vendra 5 fr. ?

Toutes ces questions, insolubles pour M. Berthé et
pour tous les autres fabricants d'huiles de couleur, dé-
montrent le vide de leur préférence, et en font apprécier
la raison évidente. Nous craignons que cette raison ne
soit pas comprise de la médecine, et même qu'elle ne lui
soit opposée. Mais arrivons au sujet du titre de ce paragraphe et cherchons ce qu'il faut entendre par huile de
foie de morue naturelle.

Jusqu'aux travaux remarquables de M. Deschamps,
d'Avalon, pharmacien en chef de la Maison impériale
de Charenton, le mot *naturelle* a pu être indistinctement
appliqué à toute sorte d'huile de foie de morue quelles
qu'en soient la couleur et les autres qualités physiques
et sensibles. Mais depuis le Mémoire que ce savant
confrère a communiqué à l'Académie de médecine, dans
la séance du 25 décembre 1854, à l'effet de prouver que

l'huile de foie de morue sort presque incolore ou blanche du parenchyme de ces organes lorsqu'ils sont encore frais, depuis lors il a fallu établir une distinction positive entre les huiles, selon que leur couleur, leur odeur et leur saveur sont plus ou moins marquées.

Depuis ce Mémoire enfin, on ne peut appeler naturelle que l'huile qui est le produit des foies de morues tant qu'ils sont frais, c'es-tà-dire tant que la fermentation et la putréfaction n'en ont pas dénaturé la substance animale; rien n'est plus rationnel que cette distinction que l'on fait dans tous les genres. Orfila n'appelait plus *naturelles* les eaux minérales qu'on avait laissé se détériorer au contact de l'air, de la chaleur et de la lumière; personne enfin n'appellera le fromage du lait naturel, ni le vinaigre du vin naturel, etc. Ainsi de toute substance qui perd ses propriétés primitives pour prendre des propriétés différentes au contact des éléments extérieurs; ainsi surtout des substances animales, thérapeutiques ou comestibles.

L'observation de M. Deschamps, d'Avalon, avait donc pour conséquence celle que nous en tirons ici, savoir : Si le foie de morue frais fait l'huile naturelle, le foie de morue fermenté, corrompu, putréfié ne saurait point faire une huile digne de ce nom. Ainsi, pour dire huile de foie de morue *naturelle* il faut deux choses : 1° que les organes d'où on l'extrait soient frais et sains ; 2° que le procédé d'extraction opère à une température bien inférieure à celle qui produit la coction.

§ IV.

Raisons imaginées en faveur des huiles de couleur foncée ; appréciation et conséquences de ces raisons.

Maintenant, que le médecin et le malade, instruits par M. Deschamps, se rappellent que l'huile qui sort des foies de morues avant la fermentation, doit être incolore, douce de goût et d'odorat ; il n'en faudra pas davantage pour qu'on sache définitivement que les huiles de couleurs foncées, d'odeur forte et de saveur âcre ne sont pas des produits naturels, puisque ces caractères mêmes indiquent qu'ils proviennent d'organes altérés par une corruption plus ou moins avancée.

Répétons donc : le foie de morue dans son état naturel fait l'huile de foie de morue naturelle. Ce raisonnement est d'une si grande simplicité qu'on n'avait pas songé à le faire jusqu'à ce jour ; son importance est très-grande cependant, si l'on a égard aux conséquences que lui donne un médicament dont la consommation dépasse aujourd'hui celle de tout autre produit pharmaceutique.

Il semble que les fabricants d'huiles de foie de morue brunes aient prévu ce raisonnement et qu'ils aient pris leurs précautions contre le préjudice qu'il peut porter à leur industrie. Loin de réclamer pour l'état *naturel*, ils ont eu la franchise d'avouer que les vertus médicamenteuses de leur produit viennent, au contraire, de ce qu'il n'est pas naturel. De là toute une théorie, qui ne trouvera plus, il faut l'espérer, personne pour en partager la manière de voir.

L'huile brune, disent-ils, tient sa couleur foncée de l'état de désagrégation du parenchyme des foies ; toutes les humeurs, lymphe, sérosité, sang, bile, etc., se mêlent en cet état et laissent au liquide adipeux, chacune une partie de ses principes, et c'est de ce mélange d'humeurs, mais surtout de la bile qui est jaune, que proviennent les propriétés thérapeutiques de l'huile de foie de morue. Or, comme il n'y a que la couleur brune qui soit la preuve de cette désagrégation des organes, il n'y a donc que l'huile de cette nuance qui soit bonne en médecine.

Dans cette théorie, remarquons-le d'abord, il n'y a que le mot désagrégation qui soit important, car il signifie putréfaction ; les organes en effet ne se désagrègent et leurs humeurs ne se confondent, que lorsque la corruption en a fait rompre les cellules propres.

En outre, selon cette théorie, plus l'huile serait noire, épaisse et putride, plus elle devrait être bonne, puisque cela serait la preuve d'une désagrégation plus profonde ; et en poussant la conséquence, rien ne serait mieux vu que de remplacer l'huile noire elle-même par la pâte de foie de morue putréfié. Enfin, si les partisans de la désagrégation avaient raison, cette pâte devrait bientôt changer la face de leur industrie.

La franchise des producteurs d'huiles brunes peut

aller jusqu'à l'aveu de choses surprenantes ; voici ce que nous transcrivons d'une brochure, formant l'extrait des études de M. Berthé :

« M. Taufflieb explique la supériorité de l'huile brune
« de la manière suivante : Cette huile, dit-il, contient
« une proportion notable d'éléments de bile et de prin-
« cipes résineux et stimulants, qui sont des adjuvants
« utiles dans le traitement des maladies gastro-intesti-
« nales..... mais dans les bronchorrhées ou bronchites
« catarrhales chroniques non compliquées de pharyngo-
« laryngite, il faut donner la préférence à l'huile de foie
« de morue brune. »

Ainsi d'après la citation que fait M. Berthé, de l'ouvrage de M. Taufflieb, l'huile doit contenir la bile et autres principes résineux et stimulants, lesquels ne se mêlent avec le corps gras qu'après la désagrégation de l'organe.

M. Berthé, développant la raison qui fait que M. Taufflieb donne la préférence à l'huile brune, s'exprime ainsi ; lisez avec attention, car nous copions textuelle-lement : « M. Taufflieb, qui ne s'est servi que des huiles
« brunes du commerce, se trouve en parfait accord avec
« moi, et reconnaît que ces huiles ont une saveur âcre et
« piquante comme celle des corps gras rancis, qu'elles
« doivent à la présence d'acides gras et de principes
« empyreumatiques qui présentent les inconvénients
« graves d'un corps irritant, dont l'action stimulante
« serait très-nuisible dans les cas cités. »

C'est-à-dire, si nous avons bien compris ces quatre lignes, que, selon M. Berthé, c'est parce que les huiles brunes sont âcres, piquantes et *parce qu'elles ont les inconvénients graves des corps irritants, qu'elles sont enfin très-nuisibles dans les cas cités,* que M. Taufflieb leur donne la préférence dans les bronchorrhées ou bronchites, et M. Berthé aussi.

Telle est la solidité des raisons que présentent, en faveur de l'huile de foie de morue brune, MM. Berthé et Taufflieb, les deux auteurs les plus décidés à faire prévaloir cette espèce à tout prix, même au prix de la contradiction ; car au moins puisqu'ils se citent à l'appui l'un de l'autre, ils auraient dû préalablement se mettre d'accord. Mais la cause des huiles de foie de morue brunes pèche par la base, et ce n'est pas la faute de ses partisans si elle ne se soutient pas.

Comme ce que recherche le médecin dans l'emploi de ce précieux médicament est avant tout la qualité naturelle, c'est sous ce point de vue que la question des huiles de foie de morue aurait dû être présentée à l'Académie de médecine. Il n'y a pas le moindre doute que si l'Académie avait eu à juger entre les deux sortes d'huiles, la blanche et la brune, c'est-à-dire entre une substance qui jouit de toutes les conditions de l'état naturel, et une substance qu'on recommande par les conditions contraires, le jugement n'eût été favorable à l'huile de foie de morue blanche, et défavorable à celle qui est brune et qui par le fait a perdu sa qualité primitive et naturelle.

B.

§ V.

Conclusions sommaires des paragraphes qui précèdent.

Résumons ce paragraphe et tirons-en les conclusions vraiment pratiques qui en découlent rationnellement.

1° Les épurations nombreuses des huiles de foie de morue ont toutes pour but de faire des huiles blanches, claires, ayant le moins de goût et le moins d'odeur qu'il soit possible. Or, si les huiles brunes étaient préférables, c'est le contraire que nous devrions voir ; c'est, disons-nous, avec des huiles blanches qu'on devrait faire des huiles noires et brunes. C'est ce qui n'a pas lieu, et pour de bonnes raisons ;

2° On ne peut appeler *naturelle*, depuis les travaux et les expériences de M. Deschamps d'Avallon, que l'huile que l'on retire des foies de morues avant tout travail de fermentation et à plus forte raison de corruption ou de putréfaction ;

3° L'huile de foie de morue naturelle a pour caractères sensibles d'être limpide, presque incolore, tirant sur le reflet vert-doré ; d'être douce au goût et à l'odorat, d'être enfin comme celle que le docteur Jongh a désignée sous le nom d'huile de foie de morue de Hogg ;

4° Le praticien, cherchant la qualité naturelle comme première condition de l'huile qu'il ordonne aux malades, peut s'en référer aux signes que nous venons de spécifier relativement à ses caractères physiques : qu'il s'informe si à la limpidité et à la couleur paille se joignent une odeur peu prononcée et un goût fade, mais n'ayant rien de répugnant. Les épurations chimiques qui saponifient l'huile peuvent bien la rendre claire, mais la saveur et l'odeur désagréable lui restent et en compromettent les effets. Ces huiles du reste ne peuvent porter de leur origine aucun certificat qui vaille celui que nous publions à la fin de ce volume;

5° Enfin, l'huile de foie de morue naturelle, outre qu'elle est limpide, presque incolore, douce au goût et à l'odorat, est de facile digestion et de complète assimilation. Les grands médecins qui l'ont adoptée ont fait la remarque générale qu'elle a, pour premier effet, de donner du ton aux organes digestifs et respiratoires, et d'engraisser en peu de temps les sujets soumis à son usage.

C'est même de ce premier effet que les médecins anglais et allemands, qui n'ordonnent que l'espèce incolore qu'ils appellent *pâle,* ont induit avec certitude que l'huile de foie de morue n'agit pas seulement comme médicament iodé, phosphoré, chloruré, etc., mais aussi comme aliment fournissant à l'économie la graisse, la glycérine, la margarine, etc., c'est-à-dire, tous les éléments du tissu adipeux.

Ces observations, remarquons-le, n'ont été faites, et n'auraient pu être faites, qu'avec les huiles pâles ou blanches, dont l'huile vert-dorée est le type, de l'aveu de tous ceux qui se sont occupés de la matière que nous traitons, du docteur Jongh lui-même, ainsi que nous l'avons vu.

CINQUIÈME SECTION.

DE L'HUILE DE FOIE DE MORUE AU POINT DE VUE
CHIMIQUE.

———————

§ I.

Les huiles de foie de morue appréciées par les éléments inorganiques et organiques qu'elles contiennent.

On sait que les huiles de foie de morue du commerce ont dû être classées selon la supériorité de leurs qualités ou, pour mieux dire, de leur prix de revient, et qu'en partant des sortes inférieures jusqu'aux sortes les plus estimées, on a fixé trois ou quatre degrés principaux, déterminés par la couleur ou la nuance.

Ainsi nous avons dit qu'il y avait dans le commerce trois espèces d'huile de foie de morue ordinaire, qui se nommaient, en allant de bas en haut : la *Noire*, la *Brune* et la *Blonde ;* on dit quelquefois la *Brune foncée*, la *Brune* et la *Brune claire.*

Puis nous avons ajouté à ces espèces l'huile *blanche* ou *pâle* d'Angleterre, qui sort déjà, par son prix et son estime, de la ligne ordinaire des précédentes.

Enfin, nous avons dû ajouter, suivant l'exemple du docteur Jongh, de La Haye, une cinquième espèce, supérieure aux autres par ses propriétés physiques et par son prix, et que l'on nous a fait l'honneur d'appele *Huile de foie de morue de Hogg,* pour dire la plus claire, la plus facile à prendre et à digérer. Cette huile type, de nuance vert-dorée, nous l'avons appelée *médicinale,* n'osant pas nous-mêmes la désigner par notre nom.

Ces cinq espèces une fois distinctement établies, il s'agit de savoir quelle est celle d'entre elles qui par ses principes médicamenteux doit obtenir la préférence du médecin. Premièrement, il est certain que des produits obtenus de procédés si différents et d'une matière organique qui varie depuis l'état putride jusqu'à l'état presque vivant, il est certain, disons-nous, que de pareils produits doivent différer considérablement dans leur composition chimique ; mais ne préjugeons pas et voyons ce que l'analyse a démontré de positif dans les épreuves auxquelles elle a soumis ces diverses espèces.

Nous nous permettrons d'abord de copier dans le livre du docteur Jongh les lignes suivantes, qui ne sauraient être suspectes, puisque, par une contradiction singulière, l'auteur, M. Jongh lui-même, cherchait à faire prévaloir les espèces brunes qu'il faisait fabriquer et qu'il fournissait au commerce. Citons cet auteur :

« L'influence que le mode de préparation exerce

« sur la composition chimique de l'huile de foie de mo-
« rue est prouvée par l'analyse (*voir* plus loin). Cette
« analyse a démontré que l'huile pâle, obtenue par l'é-
« coulement spontané, est plus riche en principes inor-
« ganiques (iode, phosphore, brome, etc.) que les hui-
« les foncées, et que celles-ci renferment en plus grande
« quantité les acides volatils et les matières bilieuses. »
Un peu plus loin l'auteur poursuit ainsi :

« Outre ces trois sortes l'huile, il faut en admettre
« aujourd'hui une quatrième, je veux parler de celle
« qui a été préparée dans ces dernières années par des
« pharmaciens anglais (les frères Hogg), sur une grande
« échelle à l'île de Terre-Neuve. Cette huile se distin-
« gue véritablement des sortes sus-mentionnées, en ce
« qu'elle est presque incolore et pour ainsi dire presque
« entièrement dépourvue de goût et d'odeur. Le mode
« de préparation de cette huile, obtenue des foies avant
« que la fermentation s'y soit déclarée, explique ici cette
« absence presque totale d'odeur et de saveur, en ce
« que c'est la fermentation putride des foies qui déve-
« loppe les acides volatils auxquels l'huile doit son
« odeur particulière et sa saveur plus ou moins pi-
« quante... »

M. le docteur Jongh, citant les auteurs, médecins ou
chimistes, qui donnent la préférence à cette huile,
dit à ce propos :

« Ainsi, MM. Gourée, Williams et Donovan, pour
« n'en citer que quelques-uns, placent, de même que la
« plupart des médecins anglais, l'huile *pâle* beaucoup
« au-dessus des huiles foncées ; parce qu'ils prétendent,

« les uns, que l'huile de foie de morue doit spéciale-
« ment son action salutaire aux matières grasses qui,
« dans l'huile *pâle,* sont moins mélangées, les autres,
« parce qu'ils attribuent l'action de l'huile de foie de
« morue à l'iode, et que l'huile pâle contient ce principe
« en plus grande quantité que les huiles foncées, pres-
« que tous enfin, parce que cette espèce d'huile con-
« tient moins que les autres les acides volatils, qu'ils
« regardent comme nuisibles en ce qu'ils sont un pro-
« duit de la fermentation putride. »

M. Jongh, il est vrai, continue son exposition pour
faire voir que ce n'est là qu'un préjugé, et que les acides
âcres et volatils font l'huile meilleure. Une chose à noter, c'est que, depuis la publication de son ouvrage,
M. Jongh n'a assisté qu'à un succès croissant des huiles
blanches et incolores. Mais il faut rendre à cet auteur
la justice de dire que, s'il a eu une opinion préconçue
et favorable pour les espèces brunes qu'il exploitait en
grand, son ouvrage prouve qu'il aimait la vérité autant
que ses intérêts. Les témoignages rendus à l'huile pâle
et notamment à celles que les pharmaciens anglais pré-
parent à Saint-Jean-de-Terre-Neuve, le prouve avec
évidence. Nous l'en félicitons et l'en remercions. Il est
certain qu'un auteur ordinaire, tendant à démontrer
que les huiles brunes sont les meilleures, n'aurait pas
tiré d'un travail d'analyse, le plus complet qui existe,
cette conclusion générale que nous copions textuelle-
ment à la page 143 du livre de M. Jongh :

« Enfin, notre analyse nous apprend que les espèces
« pâles sont les plus riches en principes inorganiques,

« surtout en iode, phosphore et en acide phospho-
« rique. »

M. Jongh aurait pu ajouter que la glycérine, un des
éléments organiques les plus importants dans les huiles
de foie de morue, se trouve encore en quantité plus
considérable dans les blanches que dans les brunes;
voici en effet son tableau analytique relatif à la glycérine; nous le copions :

« Huile de foie de morue Noire :   6,711 pour 100
«   —   Brune :   9,073   —
«   —   Pâle : 10,177.   — »

Maintenant si on fait attention que M. Jongh a opéré en
général sur l'huile dite pâle, et que selon lui l'huile de
foie de morue de Hogg constitue une espèce supérieure,
il nous sera permis de présumer que si son analyse eût
été faite avec notre huile *vert-dorée*, tous ces chiffres
comparatifs eussent été sans doute encore plus favorables à notre produit, et auraient justifié la liberté que
nous avons prise de l'appeler *huile type* dans le commerce et, eu égard à la thérapeutique, de la désigner
sous le nom d'*Huile de foie de morue médicinale*.

Celle-ci doit donc marquer en glycérine beaucoup
plus de 10 pour 100. Nous verrons bientôt l'importance
de ce principe gras et de ces chiffres (*voir* paragraphe III).

§ II.

Témoignage spécial donné à notre huile de foie de morue médicinale, et mention honorable accordée par le jury de l'Exposition universelle.

Ajoutons enfin à toutes ces citations avantageuses pour la substance qui nous intéresse, le titre qui nous a valu en France et à l'étranger la confiance de tous les praticiens : nous voulons parler de la lettre que M. Lesueur, chef des travaux chimiques de la Faculté de médecine de Paris, voulut bien nous écrire après une analyse de notre huile vert-dorée. Les expériences de ce savant chimiste eurent pour objet spécial de savoir quelle était la différence quantitative de l'iode entre les diverses espèces du commerce. Citons ici cette lettre, dont nous reproduirons l'autographe à la fin de notre mémoire avec les pièces justificatives. On sait qu'à l'époque qu'indique la date de cette lettre, presque tous les grands médecins pensaient que l'huile de foie de morue n'opérait sur l'organisme que par l'iode et selon la dose quelle contenait de ce corps.

« *A M. Hogg, pharmacien, rue Castiglione, 2, à Paris.*

MONSIEUR,

« J'ai l'honneur de vous faire connaître le résultat de l'analyse de « l'huile que vous m'avez dit être de l'huile de foies de morues, gras et « choisis, et dont on a extrait l'huile avant l'état de putréfaction.

« Votre huile, sans contredit, n'a aucun des inconvénients de
« l'huile brune, sous le rapport de la saveur et de l'odeur.

« Votre huile, en outre, renferme une plus grande quantité d'iodure
« de potassium, comparativement à celle que j'ai trouvée dans l'huile
« brune que je me suis procurée dans le commerce. Ainsi, 1000 gram-
« mes de votre huile, m'ont donné 0 gram. 23 centigrammes d'iodure
« de potassium, l'huile brune de commerce, soumise aux mêmes pro-
« cédés analytiques, m'a donné, sur 1000 grammes, 0 gram. 15 centi-
« grammes d'iodure de potassium.

« Recevez, monsieur, l'assurance de ma considération,

« *Signé :* **O. LESUEUR,**

« *Chef des travaux chimiques de la Faculté*
« *de médecine de Paris.*

« Paris, le 20 juin 1851. »

Au nombre des produits de notre officine que nous
avions eu l'honneur de voir admis à l'Exposition universelle, se trouvait l'huile de foie de morue vert-dorée.
La commission spéciale du Jury, composée de M. Rayer,
membre de l'Institut et médecin de l'Empereur, de
M. Nélaton, professeur de la Faculté de médecine de
Paris, de M. Olliffe, médecin de l'Ambassade anglaise et
de M. Vrij, professeur de chimie à la Faculté des sciences de Rotterdam, après un examen comparatif de diverses huiles de foie de morue, accorda à l'huile blanche, dite *de Hogg,* une mention honorable, la plus haute
des distinctions qui furent décernées dans cette caté-
gorie.

§ III.

Quels sont les principes médicamenteux de l'huile de foie de morue.

De nos jours, les progrès de la science et les observations résultant de la pratique ont étendu les idées à l'égard des propriétés élémentaires de l'huile de foie de morue. D'abord ce fut l'iode, nous l'avons dit; puis les recherches analytiques portèrent à penser qu'il fallait faire la part des modifications heureuses de l'organisme aux autres principes, tels que le phosphore; ensuite on y trouva du brome et on fit entrer ce corps parmi les agents thérapeutiques de la substance. Enfin tous les principes inorganiques arrivèrent peu à peu à avoir une part aux bienfaits produits par l'huile de foie de morue.

Mais les vues incomplètes ne s'arrêtent pas qu'elles n'aient acquis tout ce qui leur manque pour devenir l'expression de la vérité. Aujourd'hui encore, par une sorte de réaction contradictoire, la plupart des médecins en sont venus à penser que l'huile de foie de morue n'agit plus que comme composé de matières grasses les mieux appropriées à l'état des malades, et on a oublié les éléments inorganiques qui faisaient naguère toute l'action thérapeutique de la substance. C'est pour cela que l'amaigrissement ou la maigreur suffit aujourd'hui pour indiquer au praticien l'huile de foie de morue.

Maintenant donc on considère peu l'iode et le brome, si on ne les néglige totalement; mais on pense que les matières grasses produisent toutes les modifications thérapeutiques qu'on observe chez les sujets. Le tissu adipeux, pensent quelques physiologistes, est assimilé et produit la guérison par ce seul fait. D'autres enfin, variant cette opinion sans la changer au fond, prétendent que, comme composée d'un carbure d'hydrogène, l'huile de foie de morue ne doit être appréciée en médecine que parce qu'elle porte dans l'organisme un corps *respirable;* c'est ainsi qu'on appelle les substances qui peuvent alimenter de carbone la fonction pulmonaire qui le consomme pour la respiration.

Mais ces opinions comme ces raisonnements tendraient à faire penser que toute huile, toute graisse, peut servir de succédané parfait à l'huile de foie de morue, ce qui est une erreur, comme l'a très-bien dit M. Gibert, médecin de l'hôpital Saint-Louis de Paris, devant l'Académie impériale. Il faut donc conclure de l'action propre de cette précieuse substance, qu'elle porte avec elle des agents modificateurs qui n'appartiennent qu'à elle, et chercher une explication plus rationnelle de ses effets. Voici la nôtre.

L'opinion la plus vraie est toujours celle qui n'est pas exclusive et qui comprend les deux côtés de la question. Il est plus que probable que l'huile de foie de morue agit donc par ses principes inorganiques, c'est-à-dire par l'iode, le brome, le phosphore, en même temps qu'elle agit par ses éléments organiques, l'oléine, la margarine, la glycérine, etc.; qu'elle est un médicament par les premiers de ces principes, et qu'elle est un aliment par les derniers ; qu'elle atteint le vice morbide par l'iode et le brome, et qu'elle substante l'organisme débilité par sa matière nutritive. Ainsi se fait, selon nous, l'accord des opinions opposées, qui sont toutes les deux vraies si on les associe et qui sont fausses si on les sépare.

Mais de quelque point de vue que l'on considère l'huile de foie de morue, la supériorité de celle que nous venons soumettre à l'Académie est incontestable. Plus riche, de l'aveu des chimistes, en principes thérapeutiques que les huiles de couleur, notre huile vert-dorée est encore plus riche en principes alimentaires, comme nous l'avons vu par les citations des auteurs.

Les médecins anglais ont donc la vérité pour eux lorsqu'ils ordonnent l'huile de foie de morue pâle, et lorsqu'ils ne veulent pas comprendre la pratique de quelques médecins français, dont le nombre diminue tous les jours heureusement, qui préfèrent les espèces brunes, sous prétexte de propriétés qui n'ont plus de raison d'être. Une fois avertis, l'expérience achèvera de convaincre par son évidence ces praticiens qui ne cherchent pourtant que la vérité des faits.

§ IV.

Des maladies qui sont du ressort thérapeutique de l'huile de foie de morue.

L'huile de foie de morue, comme médicament, a pris une telle extension en Europe et principalement en France et en Angleterre, qu'il n'est presque plus de maladie chronique contre laquelle elle ne soit ordonnée avec avantage. Jamais la médecine ne mit une telle confiance dans une substance médicinale, jamais non plus, il faut le dire, médicament ne mérita mieux l'estime du médecin.

Ce ne sont pas seulement les progrès de l'expérience qui ont fait à l'huile de foie de morue sa réputation dans le traitement des affections chroniques, l'histoire nous démontre que cette substance a, selon les pays où elle a été primitivement employée, manifesté ses effets thérapeutiques, ici dans telle maladie, ici dans telle autre. Ainsi dès l'origine nous la voyons en Norwége employée utilement contre le rhumatisme, tandis qu'en France elle l'était contre les maladies de la peau, et qu'en Angleterre elle le fut contre les affections de la poitrine.

De nos jours, en France, c'est contre ces dernières qu'elle a pris le plus de développement ; c'est, disons-nous, en vue des maladies organiques des voies respiratoires qu'elle est surtout mise en usage et que s'effectue sa plus grande consommation.

Après les maladies de la poitrine, l'huile de foie de moruc a pénétré dans le traitement des affections scrofuleuses. L'opinion que cette substance n'était qu'une heureuse combinaison animale, dans laquelle l'iode jouait le rôle le plus actif, est la cause de son indication contre les désordres variés de l'état scrofuleux. Le grand succès de l'iode devait être favorable à l'huile de foie de morue, qui contenait cet agent thérapeutique, dont les effets sont constants. Aussi vit-on dans le commencement, lorsque les diverses sortes d'huiles n'étaient appréciées que selon la proportion d'iode que l'analyse y découvrait, que l'espèce la plus claire en couleur, qui contenait l'iode en plus grande quantité, était l'espèce préférée.

Ainsi : 1° les maladies de poitrine, 2° les maladies de la peau et 3° les maladies scrofuleuses furent les trois ordres morbides qu'on traita par l'huile de foie de morue, dans les premières années de son introduction en France. On peut appeler cette période l'époque où cette substance n'était considérée que par l'iode qu'elle contenait.

Après 1850, un point de vue nouveau fit valoir l'huile de foie de morue par une propriété nouvelle. Déjà en France, nous l'avons dit en commençant notre étude, un médecin de Paris, M. le docteur Sales-Girons, avait émis l'opinion que ce médicament pouvait en même temps être un aliment dont le premier effet serait d'engraisser le malade, comme la pratique le démontrait constamment. Cette opinion a gagné peu à peu la science, et aujourd'hui elle est adoptée de tous les médecins qui, par leur pratique spéciale, ont la plus grande confiance dans l'huile de foie de morue.

Il est arrivé même que l'huile n'est plus considérée par l'iode ou par les autres éléments actifs qu'elle renferme. On ne l'ordonne que parce qu'elle nourrit et que parce qu'en nourrissant elle porte dans le malade une force vivante qui produit la guérison par l'activité même qu'elle donne à l'organisme. En Angleterre surtout, où la médecine professe depuis des siècles la croyance qu'un malade qui engraisse est en voie de guérison, il est comme démontré que l'huile de foie de morue agit spécialement par le globule gras qu'elle apporte formé de toute pièce dans l'économie du sujet soumis à son usage.

En conséquence de cette opinion nouvelle, l'usage de l'huile de foie de morue s'est étendu sans autre raison sur toute maladie produisant l'amaigrissement. Et comme ce phénomène est l'effet de presque toutes les affections chroniques, il n'en fallait pas davantage pour voir cette substance administrée à toute maladie qui avait ce caractère. Ce qui justifiait ce raisonnement, c'est que les malades se trouvaient bien de cet usage, et qu'en même temps que les symptômes de l'affection s'amendaient, les signes d'une reprise de l'embonpoint se manifestaient.

L'huile de foie de morue a satisfait ainsi à toutes les doctrines et à toutes les méthodes médicales. Le prati-

6.

cien qui l'ordonne ne se demande plus par quel principe elle agit ; comme elle agit et comme elle guérit, la pratique dont elle atteint le but n'en demande pas davantage. L'affaiblissement est le symptôme qui l'indique en général ; que ce dépérissement, que cet affaiblissement, aient pour cause des altérations différentes, cela importe peu, l'huile de foie de morue en est le remède, et son administration est toujours suivie d'un bon effet.

Il est cependant un moyen d'interpréter l'heureuse application de l'huile de foie de morue ; pour cela, il faut reprendre les opinions qui ont servi à multiplier ses usages en thérapeutique, c'est-à-dire qu'il ne faut pas être exclusif pour l'une ou l'autre de ces opinions. Dans l'origine, l'huile n'agissait que par ses principes inorganiques ; toutes ses propriétés lui venaient de l'iode d'abord, et puis du brome, du phosphore, etc. Dans la phase suivante on prétendit, par une sorte de réaction, que l'huile n'agissait que par ses éléments organiques et par le globule adipeux en particulier. Dans le premier temps, l'huile était un *médicament* proprement dit ; dans le second, elle n'était qu'un *aliment*. La question en est là, et la science ne cherche pas à la résoudre, considérant peut-être qu'il est inutile de le faire puisque l'huile guérit. Mais la question est résolue : qu'on associe les deux opinions que nous avons mises en présence, et l'explication ne laissera rien à désirer.

L'huile de foie de morue, en effet, peut être regardée comme un médicament et comme un aliment à la fois. Elle agit par ses principes actifs et par ses éléments nutritifs ; elle s'adresse à la maladie par les premiers, et

aux altérations consécutives de l'économie par les se-
conds. Qui peut se refuser à croire que, dans la cachexie
scrofuleuse, par exemple, l'iode, le brôme et autres
corps inorganiques opèrent sur la cause morbide, tandis que les produits constituant le corps gras modifient
simultanément l'économie vivante du malade? Et qui
peut nier cette explication pour chaque maladie où
l'huile agit en qualité de médicament et d'aliment?

La supériorité de l'huile de foie de morue sur toute
autre substance médicinale, et son extension sur le plus
grand nombre des maladies, selon nous qui étudions ce
produit depuis que la science l'a adopté, tiennent préci-
sément à la réunion exceptionnelle de ces deux conditions. Il n'y a que l'huile de foie de morue qui soit un
médicament et un aliment tout ensemble, et ce médicament alimentaire est un produit de la nature qui vaut
toujours mieux que les produits formulés par l'art.

§ V.

**Des maladies nouvellement traitées par l'huile de foie
de morue : Glycosurie, Paralysie générale, Gas-
tralgie, Affections héréditaires.**

Que le médecin nous pardonne d'être entré dans un
ordre de considérations qui semble sortir du domaine
de la pharmacie; c'est parce que nous avons consacré
nos études à la connaissance de l'huile de foie de morue, et que nous avons lu et écouté avec un intérêt spé-

cial tout ce qui a été dit ou écrit sur cette substance, que nous avons pris la liberté, non pas d'émettre une opinion propre, mais de traduire et de rapprocher les deux opinions que la pratique a émises séparément pour en expliquer les propriétés.

Nous n'avons fait, en d'autres termes, que constater les deux idées sur lesquelles l'huile de foie de morue a pris le développement thérapeutique dont elle jouit ; on conviendra que nous étions placés aussi convenablement qu'il soit possible pour cela : le pharmacien n'est-il pas instruit tous les jours, par la consommation de tel ou tel médicament, du changement qui s'opère dans l'esprit du médecin ? Aujourd'hui, si les apparences ne nous trompent, l'attention des praticiens se porte sur deux classes de maladies qui vont être comme une nouvelle source d'activité pour la production de l'huile de foie de morue : nous voulons parler des affections gluco-suriques et des paralysies générales progressives.

Il suffit que ces deux espèces de maladies se manifestent par les symptômes généraux de l'épuisement organique et de l'affaiblissement de toutes les fonctions, pour que l'huile de foie de morue soit indiquée avant tout autre moyen de médication, et même concurremment à tous les autres moyens. Déjà la pharmacie a pu s'apercevoir des effets de cette cause récente d'écoulement de ce produit ; mais ce n'est là encore que le commencement, et la suite promet que bientôt l'huile de foie de morue aura d'autant plus d'applications nouvelles que l'attention de la médecine se portera plus spécialement sur ces maladies pour ainsi dire nouvelles, et qui

peuvent changer l'état actuel de la médecine. La gluco-
surie et la paralysie générale se multiplient à mesure
que la science perfectionne les moyens de découvrir
l'une, et que le savant s'applique à bien distinguer
l'autre; or l'huile de foie de morue présente la médication naturelle de toutes les deux.

Les études modernes sur les gastralgies et autres affections qui portent leurs effets nuisibles sur la digestion et sur l'assimilation, ont concouru aussi pour une
bonne part au débit des huiles de foies de morues dans le
traitement de ces maladies.

Les hôpitaux militaires, en donnant cette huile dans
la convalescence des maladies graves et des opérations
chirurgicales, ont encore créé une voie d'écoulement à
ce produit. De nos jours, enfin, les suites des fièvres
typhoïde, puerpérale, etc., et celles des états purulents,
se traitent naturellement par l'huile de foie de morue.

Bientôt, comme en Angleterre, l'huile de foie de morue, si utile dans les maladies chroniques et héréditaires, sera ordonnée aux mères durant l'état de gesta-
tion, et à la nourrice durant la période d'allaitement,
soit pour elle-même, soit pour l'enfant, soit pour tous
les deux à la fois.

Mais, disons-le en terminant, que l'huile tienne ses
propriétés des corps inorganiques qu'elle renferme, tels
que l'iode, etc., ou qu'elle les tienne des corps organiques, tels que le globule gras, la plus claire d'après
l'analyse est aussi la plus riche en ces deux sortes de
principes. Or la plus claire, puisqu'elle passe pour le
type avec sa nuance vert-doré dans le commerce, est

l'huile de foie de morue dite de Hogg, On se demande comment des auteurs, unanimes sur ce point, ont pu se déclarer partisans des espèces brunes. Ceci restera un problème que nous ne voulons pas aborder, mais qu'il est facile à chacun de résoudre.

§ VI.

Conclusions de notre étude.
L'huile de foie de morue naturelle réunit par le fait toutes les qualités médicinales.

La conclusion générale de notre travail se réduit en effet à cette proposition, que le lecteur aura prononcée avant nous : c'est que l'huile de foie de morue, de cela qu'elle est vraiment naturelle, réunit en elle toutes les conditions requises pour être appelée médicinale.

Le praticien a donc eu raison de vouloir, avant toute autre qualité, que cette substance fût naturelle ; mais il ne faut pas oublier qu'il faut entendre par ce mot la qualité qui exprime : 1° que l'huile a été extraite des organes du poisson encore frais et sain ; 2° qu'elle a été extraite à des températures qui ne sauraient altérer aucun des éléments contenus à l'état normal dans ces organes.

Par contre, si l'huile a été extraite des foies : 1° par la coction et l'expression ; 2° par la voie de la fermentation et de la putréfaction des chairs, nous déclarons que cette huile ne peut pas être dite naturelle, selon la rigueur expresse du mot ; pas plus qu'on ne saurait appeler naturelle une substance alimentaire qui serait le produit de la corruption des matières qui la produisent.

Cette question est donc résolue d'une manière définitive, et sa solution aura sans contredit l'assentiment de tout le monde.

Ce qu'il y a de remarquable, c'est que toutes les propriétés que la thérapeutique demande de l'huile de foie de morue, sont la conséquence de l'état naturel de ce médicament. Nous pouvons le démontrer facilement.

Premièrement, la médecine demande qu'une substance qui doit être prise à l'intérieur, soit douée de qualités physiques et sensibles qui ne répugnent pas trop au malade. L'huile de foie de foie de morue, si elle est naturelle, comme M. Deschamps l'a prouvé, doit être claire et blanche de couleur, douce au goût, et son odeur doit rappeler le poisson frais dont elle provient.

Il n'en est pas ainsi des huiles extraites par la coction et après désagrégation organique ; elles ne peuvent être que brunes de couleur, fortes et âcres d'odeur et de saveur.

Comme la bonne digestion d'une substance médicamenteuse dépend, en général du moins, des facilités de son ingestion, on comprend l'avantage pour l'assimilation que présente l'huile incolore comparativement aux huiles foncées dans la thérapeutique.

Secondement, la médecine demande à un médicament que les principes qu'il renferme à l'état naturel y soient conservés intégralement, avec les doses les plus riches qu'il soit possible de l'obtenir, et sans intervention accidentelle de principes étrangers.

A cet égard, nous avons vu que, d'après MM. Jongh et Berthé, l'huile de foie de morue blanche conserve si bien ses principes actifs, que l'iode, le brome et le phosphore d'une part, et les éléments gras, dits *principes respiratoires*, de l'autre, y sont en quantité plus considérable que dans les huiles de couleur.

De plus, il faut noter ces deux circonstances en faveur de notre opinion ; c'est que d'abord MM. Jongh et Berthé, constatant cette supériorité des huiles blanches, sont tous les deux partisans intéressés des huiles brunes, et qu'ensuite si les huiles blanches du commerce sont préférables, sous les rapports sensibles et chimiques, l'huile vert-dorée, appelée *huile de Hogg*, étant reconnue d'un degré supérieur à celles-ci, doit se distinguer d'elles par une supériorité marquée sous le double rapport.

Ainsi, l'huile blanche vert-dorée que nous proposons comme la première qualité des huiles de foies de morues, pour la médecine, est, du consentement des savants dévoués cependant aux huiles brunes, la plus abondante en principes médicamenteux de toute sorte.

En résumé, de ce que notre huile est naturelle, elle est blanche à la vue, douce au goût et à l'odorat.

De ce qu'elle est naturelle, elle est aussi plus riche en principes inorganiques, et mieux douée en principes organiques.

Si c'est donc par les principes organiques ou gras

qu'elle est un aliment, et par les principes inorganiques ou iodo-bromés qu'elle est un médicament, l'opinion générale qui veut que l'huile de foie de morue soit un aliment médicamenteux ou un médicament alimentaire, doit être favorable à l'espèce qui possède au plus haut degré la qualité naturelle. Le médecin, qui n'a pas ordinairement le temps ni les moyens de vérifier cette qualité, peut s'en référer aux signes sensibles ci-dessus, au prix comparatif établi page 44 et aux témoignages de l'autorité que nous publions ci-après.

Tout ce que l'huile de foie de morue a de bon, au point de vue de la thérapeutique, lui vient donc de ses conditions naturelles, et ces conditions lui viennent des soins spéciaux apportés au procédé de son extraction.

Tout dépend donc enfin de l'extraction. C'est pour cela que nous avons intitulé ainsi le Mémoire soumis au jugement de l'Académie : DU MEILLEUR MODE D'EXTRACTION DE L'HUILE DE FOIE DE MORUE, DESTINÉE AUX USAGES DE LA MÉDECINE, c'est-à-dire *Médicinale*.

Ces modes et procédés d'extraction sont décrits et mis en parallèle dans cette étude ; que le lecteur prononce entre le nôtre, celui qui produit l'huile de foie de morue blanche de Hogg, et ceux au moyen desquels se produisent les espèces brunes. Nous ne demandons pas autre chose.

FIN.

SIXIÈME SECTION.

PIÈCES JUSTIFICATIVES.

I

TRADUCTION D'UNE LETTRE DE M. CHARLES FOX,

De Saint-Jean-de-Terre-Neuve, directeur de la Fabrique de l'huile de foie de morue
de Hogg.

Je certifie que je fais de l'huile de foie de morue pour M. Hogg, de
Paris, à Saint-Jean-de-Terre-Neuve, avec les foies frais et sains des
morues parvenues à toute leur croissance « *morrhua vulgaris* » et
par un procédé mécanique très-simple (1), à une basse température. Je
déclare sous serment que je n'emploie aucun procédé chimique de
quelque nature qu'il soit ; la seule précaution nécessaire pour obtenir
l'huile pâle, telle qu'elle existe naturellement dans les foies de morues,
est de se les procurer propres, sains, et avant qu'aucune décomposition ait eu lieu.

Et je jure en outre que lorsqu'on produit de l'huile de foie de morue
d'une couleur brune terne, elle est ainsi faite ou colorée par l'état de

(1) *Voir* la description de ce procédé à la page 31 de cet ouvrage.

décomposition des foies, ou par l'excessive chaleur employée pour l'obtenir.

Signé : Charles FOX,
A Saint-Jean-de-Terre-Neuve.

Déclaré sous serment par-devant moi, ce 7me jour d'avril 1856.

Signé : William HOLDEN,
Maire de Scarborough.

Vu pour légalisation de la présente pièce, portant la signature ci-dessus de M. William Holden, Maire de la ville de Scarborough, en Angleterre.

Paris, ce 10 mai 1856.

Le Consul de S. M. Britannique à Paris,
(L. S.) Signé : Thomas PICKFORD.

Le Ministre des Affaires-Étrangères certifie véritable la signature ci-dessus de M. Pickford.

Paris, le 13 mai 1856.

Par autorisation du Ministre,

Pour le Chef du bureau de la Chancellerie,
(L. S.) Signé : DUBOIS.

II

LETTRE DE M. O. LESUEUR.

Voir l'autographe ci-joint.

à Mr Rogg, pharmacien, rue Castiglione. 2.

Monsieur

J'ai l'honneur de vous faire connaître les
résultats de l'analyse de l'huile que vous
m'avez dit, être de l'huile de foie de morue,
gros et choisis, et dont on a extrait l'huile avant
leur putréfaction

Votre huile, sans contredit, n'a aucun
des inconvenients de l'huile brune, sous le
rapport de la saveur et de l'odeur;

Votre huile en outre renferme une plus
grande quantité d'iodure de potassium, comparati-
-vement, a celle que j'ai trouvée dans l'huile
brune que je me suis procurée dans le
commerce. ainsi:
1000 grammes de votre huile; m'ont donné
0 gr 23 centigrammes d'iodure de potassium,
l'huile brune, du commerce, soumise aux mêmes
procédés analytiques. m'a donné. Sur 1000. grammes
0 gr 15 centigrammes d'iodure de potassium
Recevez l'assurance de ma considération
O. Lebeuve
chef des travaux chimiques de la
faculté de médecine de Paris

Paris. le 20 juin. 1851.

III

LETTRE ADRESSÉE A MESSIEURS LES MÉDECINS FRANÇAIS

Sur l'Huile de foie de morue Médicinale.

> L'huile de foie de morue blanche est plus riche en principes médicamenteux que l'huile brune et celle-ci que l'huile noire.
>
> JONCH, cité par M. SOUBEIRAN, *professeur à l'École de pharmacie de Paris.*
>
> L'huile de foie de morue a des qualités spéciales qui ne sauraient être suppléées par les prétendus succédanés proposés dans ces derniers temps, tels que l'huile végétale iodée, l'huile phosphorée, etc.
>
> M. le docteur GIBERT, *secrétaire de l'Académie de Médecine,* dans son Rapport sur les prix de 1854. Séance du 12 décembre.

MONSIEUR LE DOCTEUR,

La pratique médicale est arrivée de nos jours à un tel degré de certitude concernant l'efficacité de l'huile de foie de morue, que si les bons effets de son usage ne se manifestent pas promptement, le médecin peut dire que l'huile employée n'est pas de bonne qualité.

Le praticien, plus que jamais intéressé à cette précieuse substance, se demande donc à quels caractères il pourrait reconnaître d'avance la qualité qui mérite, sur toutes les autres, le titre d'*Huile de foie de Morue Médicinale.*

La science moderne vient de répondre d'une manière toute parti-

culière à cette importante question, dans l'un des premiers journaux
de médecine, la *Revue médicale*. Qu'il nous soit permis d'en citer quelques passages :

« Il y a dix ans, à cette demande : Quelle est la qualité vraiment
« médicinale de l'huile de foie de morue? le médecin répondait : C'est
« la plus noire, la plus épaisse, la plus haute en goût et en odeur, etc.,
« parce que c'étaient là des garanties de son état le plus naturel.

« Aujourd'hui qu'il sait les soins spéciaux qu'on met à son extrac-
« tion, le médecin répond autrement : C'est, dit-il, la plus incolore, la
« plus limpide, la plus douce d'odeur et de saveur, etc., parce que ce
« sont les signes de son état naturel.

« De telle sorte que pour le médecin, il y a dix ans comme aujour-
« d'hui, la meilleure qualité, la qualité vraiment médicinale de l'huile
« de foie de morue, est celle qu'il croit la plus naturelle : la question
« se change donc en celle-ci : Quelle est l'huile de foie de morue la
« plus naturelle? »

Pour y répondre exactement, le rédacteur de la *Revue médicale* in-
voque les termes d'un Mémoire produit à l'Académie de médecine dans
la séance du 25 décembre 1854, par un auteur des plus compétents,
qui fit les expériences suivantes :

« La première question à résoudre, dit M. Deschamps, est bien cer-
« tainement celle-ci : Quelle est la couleur naturelle de l'huile de foie
« de morue?

« Pour atteindre ce but, je coupai, continue ce chimiste, les foies de
« morues et les plaçai dans une capsule de porcelaine ; je chauffai au
« bain-marie, et je suivis cette opération de manière à pouvoir distin-
« guer la couleur des premières gouttes qui s'écouleraient. L'huile que
« j'obtins était moins colorée que l'huile brune du commerce, son
« odeur était moins désagréable, sa saveur était douce, nullement
« âcre ; enfin son action sur le papier de tournesol était nulle.

« J'avais cru remarquer que les premières gouttes d'huile étaient
« incolores ; je continuai mes expériences et je crois pouvoir affirmer

« maintenant que l'huile qui est contenue dans les foies de morue est
« incolore. »

Voici les conclusions de M. Deschamps :

« 1° L'huile de foie de morue naturelle est presque incolore ;

« 2° La saveur en est douce et sans la moindre âcreté ;

« 3° L'odeur en est celle du poisson dont elle provient ;

« 4° Les huiles de foie de morue du commerce n'ont donc la couleur
« brune, l'odeur désagréable, la saveur âcre ou acide, que parce qu'el-
« les ont été mal préparées ou parce qu'elles ont été extraites de foies
« plus ou moins putréfiés. » (*Deschamps, d'Avallon.*)

« Maintenant, ajoute le rédacteur, que devient l'opinion des méde-
« cins qui ordonnaient l'huile noire, fortement sapide et odorante, pen-
« sant qu'elle n'en serait que plus naturelle ou plus médicinale ? Cette
« opinion est une erreur, après les expériences de M. Deschamps, qui
« ont démontré que la véritable huile de foie de morue sort naturel-
« lement claire et presque sans goût des organes du poisson frais qui
« la produisent. »

Ce double témoignage, M. le Docteur, vient nous dédommager hono-
rablement des sacrifices que nous avons faits depuis dix ans pour in-
troduire l'huile de foie de morue naturelle dans la pharmacie française.
Vous pouvez facilement vous convaincre que celle que nous venons
soumettre à votre pratique éclairée, possède toutes les propriétés qui
constituent l'huile de foie de morue médicinale.

Notre officine de Paris est directement fournie par une fabrique spéciale que nous avons fait élever sur la côte à St-Jean-de-Terre-Neuve.
L'Académie impériale de Médecine, au jugement de laquelle nous avons
soumis nos procédés d'extraction naturelle, nous mettra prochainement
à même de vous faire connaître le mérite de ces procédés. Qu'il nous
suffise de vous dire, en résumé, comment s'opère cette extraction :

Des foies de morue, de l'espèce *Gadus,* choisis peu de temps après
la pêche parmi les plus faits et les plus sains, sont taillés et mis dans
un appareil à double paroi dans l'intervalle de laquelle circule
perpétuellement de la vapeur d'eau à une température douce et cons-

7

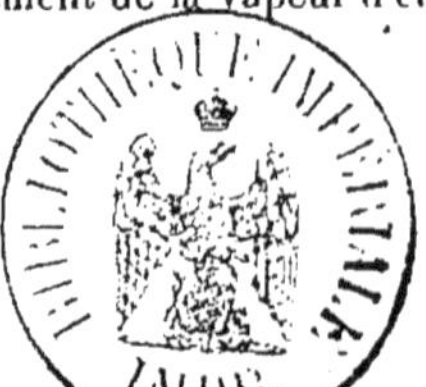

tante. Sous l'action de cette chaleur, les foies suintent presque spontanément une première huile incolore, sans odeur ni saveur désagréables (1). Cette huile, filtrée à travers une flanelle, ne subit plus aucune autre opération.

C'est en cet état qu'elle nous arrive, telle qu'elle doit être pour l'usage médical. C'est ainsi qu'elle possède les conditions spécifiées par Orfila, et que, selon M. Lesueur, chef des travaux chimiques à la Faculté de Médecine de Paris, elle contient la plus grande quantité de principes actifs et notamment d'iode.

C'est en cet état qu'elle a été admise à l'Exposition Universelle, et que, soumise au jugement d'une Commission (2), elle nous a valu, de la part de ces juges compétents, la Mention honorable. Notez, M. le Docteur, que c'est bien l'huile de foie de morue paille ou presque incolore qu'on a voulu, par cet honneur, distinguer de toutes les autres espèces plus ou moins colorées.

Dans la pratique médicale, vous le savez, M. le Docteur, jamais médicament ne s'éleva à une pareille estime, jamais non plus substance médicamenteuse ne mérita mieux la confiance du médecin que l'huile de foie de morue. Presque toutes les maladies chroniques sont aujourd'hui de son ressort : les affections de poitrine, les maladies de la peau, la diathèse scrofuleuse ou seulement lymphatique, les rhumatismes et les névralgies, la maigreur des enfants, les fleurs blanches et l'affaiblissement général ou partiel des organes, tous ces états morbides se trouvent heureusement influencés par l'usage de l'huile de foie de morue. Les femmes en couches et celles surtout qui se destinent à nourrir en éprouvent les meilleurs effets.

La digestion de cette substance est la seule condition pour qu'elle soit efficace.

(1) En cet état, les foies ne sont pas épuisés, mais l'huile qu'on en retirera par la coction et la pression, sera plus ou moins foncée et odorante, par conséquent impropre aux usages de la médecine et abandonnée à l'industrie.

(2) Cette Commission était composée de M. Rayer, membre de l'Institut et médecin de l'Empereur, de M. Nélaton, professeur à la Faculté de Médecine, de M. Olliffe, médecin de l'ambassade d'Angleterre, et de M. Vrij, professeur de chimie à la Faculté des sciences de Rotterdam.

Vous aurez remarqué, M. le Docteur, qu'assez fréquemment ·elle traverse les intestins sans y subir le travail d'assimilation ou qu'elle est rendue par les selles. Il est d'observation que ce sont les huiles dont la couleur foncée, la saveur âcre et l'odeur forte inspirent la dégoùt et provoquent des nausées, qui résistent à la fonction digestive ; c'est assez naturel. Notre huile de foie de morue blanche, avec son reflet vert-doré, son odeur d'anchois frais et sa saveur douce, excite au contraire les forces vitales de l'estomac et des intestins, et la digestion en est toujours parfaite.

Puissions-nous seulement, M. le Docteur, vous avoir donné l'idée de comparer, dans votre pratique, l'huile blanche vraiment *Médicinale* que nous venons mettre sous votre protection.

Agréez, M. le Docteur,
l'expression de nos sentiments les plus distingués,

HOGG,

Pharmacien, 2, rue Castiglione, à Paris.

PRINCIPAUX OUVRAGES CONSULTÉS

POUR CETTE ÉTUDE.

BARDSLEY's *Medical Reports.*

PERCIVAL's *Medical Essays.*

BENNET, *Treatise on the Cod Liver Oil, etc.*

SALES-GIRONS, *Traité de la phthisie et des autres maladies de la poitrine, par les vapeurs de goudron.*

PEREYRA (de Bordeaux), *Observations d'expériences faites à l'hôpital Saint-André de Bordeaux.*

EBERLING, *Dissertatio de oleo jecoris aselli.*

FAYE (de Christiania), *Relation des procédés d'extraction suivis dans les fabriques de Bergen.*

GIBERT, *Rapport fait à l'Académie sur le concours du prix établi par l'Académie de médecine en 1853, pour 1854.*

TAUFLIEB, *Mémoire sur l'huile de foie de morue, couronné par l'Académie de médecine.*

JONGH (de la Haye), *L'huile de foie de morue envisagée sous tous les rapports comme moyen thérapeutique.*

BERTHÉ, *Des huiles de foie de morue médicales; extrait des travaux présentés à l'Académie de médecine.*

DAVIDSON, *Observations on the Properties of some Fish-Oil and on the Utility of Lime in Distroying their Putrid Odeur.*

DESCHAMPS, d'Avallon, *Mémoires présentés à l'Académie sur la couleur naturelle de l'huile de foie de morue.*

TABLE DES MATIÈRES.

TROISIÈME SECTION.

Procédé d'extraction de l'huile de foie de morue médicinale, dite de Hogg, à Saint-Jean-de-Terre-Neuve.   31

QUATRIÈME SECTION.

De l'épuration des huiles de foie de morue par rapport aux éléments naturels de cette substance.   53

FIN DE LA TABLE.

9 782019 271992